Felix Kühner

Der Uridinplasmaspiegel bei chronischen Lebererkrankungen

Felix Kühner

Der Uridinplasmaspiegel bei chronischen Lebererkrankungen

Südwestdeutscher Verlag für Hochschulschriften

Impressum / Imprint
Bibliografische Information der Deutschen Nationalbibliothek: Die Deutsche Nationalbibliothek verzeichnet diese Publikation in der Deutschen Nationalbibliografie; detaillierte bibliografische Daten sind im Internet über http://dnb.d-nb.de abrufbar.
Alle in diesem Buch genannten Marken und Produktnamen unterliegen warenzeichen-, marken- oder patentrechtlichem Schutz bzw. sind Warenzeichen oder eingetragene Warenzeichen der jeweiligen Inhaber. Die Wiedergabe von Marken, Produktnamen, Gebrauchsnamen, Handelsnamen, Warenbezeichnungen u.s.w. in diesem Werk berechtigt auch ohne besondere Kennzeichnung nicht zu der Annahme, dass solche Namen im Sinne der Warenzeichen- und Markenschutzgesetzgebung als frei zu betrachten wären und daher von jedermann benutzt werden dürften.

Bibliographic information published by the Deutsche Nationalbibliothek: The Deutsche Nationalbibliothek lists this publication in the Deutsche Nationalbibliografie; detailed bibliographic data are available in the Internet at http://dnb.d-nb.de.
Any brand names and product names mentioned in this book are subject to trademark, brand or patent protection and are trademarks or registered trademarks of their respective holders. The use of brand names, product names, common names, trade names, product descriptions etc. even without a particular marking in this works is in no way to be construed to mean that such names may be regarded as unrestricted in respect of trademark and brand protection legislation and could thus be used by anyone.

Coverbild / Cover image: www.ingimage.com

Verlag / Publisher:
Südwestdeutscher Verlag für Hochschulschriften
ist ein Imprint der / is a trademark of
AV Akademikerverlag GmbH & Co. KG
Heinrich-Böcking-Str. 6-8, 66121 Saarbrücken, Deutschland / Germany
Email: info@svh-verlag.de

Herstellung: siehe letzte Seite /
Printed at: see last page
ISBN: 978-3-8381-3511-3

Zugl. / Approved by: Würzburg, Medizinische Fakultät, Diss., 2012

Copyright © 2012 AV Akademikerverlag GmbH & Co. KG
Alle Rechte vorbehalten. / All rights reserved. Saarbrücken 2012

Aus der Medizinischen Klinik und Poliklinik II

der Universität Würzburg

Direktor: Professor Dr. med. H. Einsele

Untersuchungen zum Uridinplasmaspiegel bei chronischer Infektion mit Hepatitis C, Hepatitis B, bei alkoholischer und nichtalkoholischer Fettlebererkrankung sowie bei gesunden Probanden

Inaugural - Dissertation

zur Erlangung der Doktorwürde der

Medizinischen Fakultät

der

Julius-Maximilians-Universität Würzburg

vorgelegt

von Felix Kühner

aus Ilshofen

Würzburg, März 2012

Referent: Prof. Dr. med. Peter Langmann

Korreferent: Prof. Dr. med. Axel Rethwilm

Dekan: Prof. Dr. med. Matthias Frosch

Tag der mündlichen Prüfung: 24.10.2011

Der Promovend ist Arzt.

Inhaltsverzeichnis

1	**Einleitung**	**1**
1.1	Uridin	1
1.2	Chronische Hepatitis C	6
1.3	Chronische Hepatitis B	10
1.4	Alkoholische Leberverfettung	12
1.5	Nichtalkoholische Leberverfettung	15
1.6	Uridin und mitochondriale Toxizität	19
2	**Abkürzungen**	**22**
3	**Material, Methodik und Patienten**	**23**
3.1	HPLC Methode zur Bestimmung von Uridin	23
3.2	Patientenkollektiv und Beobachtungszeitraum	26
3.3	Statistische Methoden	30
4	**Ergebnisse**	**32**
4.1	Diagnosegruppen	32
4.2	Demographie	32
4.3	Uridinplasmaspiegel	33
4.4	Multiple Regression	52
4.5	Chronische Hepatitis C	53
4.6	Chronische Hepatitis B	54
4.7	Diabetes mellitus Typ 2	55
4.8	Chronischer Alkoholkonsum	56
4.9	Sonographischer/histopathologischer Leberbefund	58
4.10	Klinisch-chemische Parameter	63
5	**Diskussion**	**67**
5.1	Uridinplasmaspiegel	67
5.2	Uridinplasmaspiegel der Kontrollgruppe	68
5.3	Uridinplasmaspiegel der einzelnen Diagnosegruppen	68
5.4	Generelle Einflüsse auf den Uridinplasmaspiegel	68
5.5	Demographie und Uridinplasmaspiegel	70
5.6	Chronische Hepatitis C und Uridinplasmaspiegel	70
5.7	Chronische Hepatitis B und Uridinplasmaspiegel	73
5.8	Alkoholische/Nichtalkoholische Verfettung und Uridinplasmaspiegel	75
5.9	Diabetes mellitus Typ 2 und Uridinplasmaspiegel	76
5.10	Chronischer Alkoholkonsum und Uridinplasmaspiegel	77
5.11	Sonographische und histopathologische Leberbefunde und Uridinplasmaspiegel	77

	5.12	*Klinisch-chemische Parameter und Uridinplasmaspiegel*	*82*
	5.13	*Multiple Regression*	*85*
6	**Zusammenfassung**		**86**
7	**Literaturverzeichnis**		**88**
8	**Danksagung**		**104**

1 Einleitung

1.1 Uridin

Pyrimidine sind sechsgliedrige, jeweils vier Kohlenstoff- und zwei Stickstoffatome enthaltende aromatische Ringstrukturen. Die natürlich vorkommenden Pyrimidine Uracil, Cytosin und Thymidin sind als Basen in den entsprechenden Nukleosiden Uridin, Cytidin und Thymin mit einem Riboserest verbunden [1]. Mit einer oder mehreren Phosphatgruppen verknüpfte Nukleoside werden als Nukleotide bezeichnet. Die vollständige chemische Bezeichnung von Uridin lautet 1-β-D-Ribofuranosyluracil, die Massenformel ist $C_9H_{12}N_2O_6$, das Molekulargewicht beträgt 244.2 g/mol.

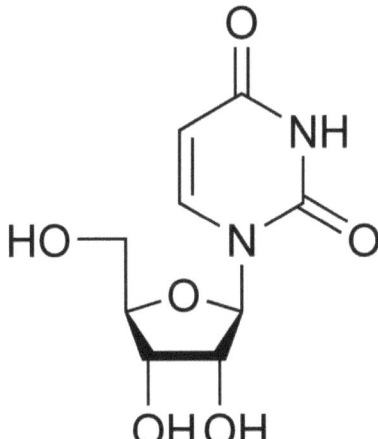

Abbildung 1. Chemische Strukturformel von Uridin.

1.1.1 Bedeutung

Im Organismus sind Nukleotide die aktivierten Vorstufen von Nukleinsäuren, sie dienen als Energiequelle und sind an einer Vielzahl von Biosynthesen beteiligt. Bei letzteren sind sie einerseits Vorstufen zu komplexeren Molekülen und andererseits Aktivatoren für weitere Stoffwechselschritte [2-4]. So sind pyrimidinaktivierte Zucker sowohl bei der Polysaccharid- als auch bei der Phospholipidsynthese, bei der Glukoronidierung im Rahmen von Entgiftungsprozessen und bei der Glykosylierung von Proteinen und Lipiden beteiligt [1]. Durch nukleotidkonjugierte Lipide und Phospholipide als Bestandteil von Zellmembranen wie auch als Monomere bei der Bildung von Nukleinsäuren sind Nukleotide ein wichtiger Faktor bei Zellwachstum und -teilung [5-7].

Durch den Nachweis von Pyrimidinrezeptoren in Niere, Plazenta, ZNS sowie einigen weiteren Organen und Organsystemen konnte ihre Rolle als Transmittersubstanz gezeigt werden [8, 9]. So sind sie bei der Regulation des Calziumtransportes, der renalen Natriumausscheidung [10], der Spermatogenese [11, 12], der neuronalen Erregung im peripheren und zentralen Nervensystem [13, 14] sowie des Gefäßwiderstands [10, 15] beteiligt. Infolgedessen haben Pyrimidine und ihre Derivate eine große Bedeutung bei der Steuerung einer Vielzahl übergeordneter komplexer biologischer Vorgänge und Organe wie etwa der Atmung, Fortpflanzung, Blutzirkulation und bei zentralnervösen Funktionen [5].

1.1.2 Synthese und Gewebeversorgung

Nukleotide können durch *de-novo*-Synthese oder durch Recycling über den so genannten *salvage-pathway* gebildet werden. Bei beiden Synthesemöglichkeiten können jedoch ausschließlich ribosehaltige Nukleotide synthetisiert werden; Deoxyribonukleotide werden durch Reduktion aus ersteren gewonnen.

Bei der *de-novo*-Synthese der pyrimidinderivaten Nukleoside wird zuerst die Base gebildet und diese anschließend mit einem Riboserest verbunden. Am Ende dieses Synthesewegs steht das Uridinmonophosphat, aus welchem alle anderen pyrimidinderivaten Nukleotide gebildet werden können. Die *de-novo*-Bildung läuft über sechs Stoffwechselschritte und wird von den Enzymen CAD (Multifunktionelles Enzym bestehend aus Carbamylphosphatsynthetase II, Aspartattranscarbamylase und Dihydroorotase), Dihydroorotatdehydrogenase (DHODH) und Uridinmonophosphatsynthetase (Multifunktionelles Enzym bestehend aus Oratphosphoribosyltransferase und Orotidin-5'-Phosphatdecarboxylase) katalysiert [1]. Die unterschiedlich phosphorylierten Nukleotide stehen miteinander in einem chemischen Gleichgewicht; so kann beispielsweise durch Dephosphorylierung von ATP aus UMP UDP und aus diesem wiederum durch den gleichen Prozess UTP gebildet werden.

Beim *salvage-pathway* werden bei den Pyrimidinen und insbesondere beim Uridin ganze Nukleoside recycelt, während bei den Purinen die jeweiligen Basen die Grundlage der Wiederaufbereitung darstellen [16]. Dieser Unterschied zeigt sich bei Patienten mit genetisch bedingtem Ausfall der körpereigenen Pyrimidinsynthese: Die Pyrimidinbildung über den *salvage-pathway* ist lediglich aus enteral zugeführtem Uridin, nicht aber aus Uracil möglich, obwohl beide Substanzen gleich gut über den Darm aufgenommen werden [3, 17].

Prinzipiell ist die Möglichkeit zu *de-novo*-Synthese und *salvage-pathway* in allen Zellen vorhanden. Das relative Bevorzugen eines Syntheseweges hängt von verschiedenen Faktoren ab: Zum einen von der aktuellen Stoffwechselaktivität des jeweiligen Gewebes [18]. Zum anderen hängt es auch vom extrazellulären Uridinspiegel ab, welchem der beiden Synthesevarianten der Vorzug gegeben wird: Bei niedrigem Uridinspiegel erfolgt die Produktion eher über den *de-novo*-, bei hohem Spiegel fast vollständig über den *salvage-pathway* [19]. Während der Entwicklung ist die *de-novo*-Bildung allerdings generell in fast allen Organen die klar bevorzugte Synthesevariante [4]. Im adulten Organismus ändert sich dies in einigen Geweben kaum; vor allem Leber und Nieren zeigen weiterhin hauptsächlich die Synthese über den *de-novo*-Weg [4, 20]. Die meisten anderen Gewebe bevorzugen jedoch jetzt den *salvage-pathway* und zeigen darum eine drei- bis zwanzigmal so hohe Aktivität dieses Syntheseweges im Vergleich zur *de-novo*-Synthese [21-24]. Diese deutliche Verringerung der *de-novo*-Produktion lässt vermuten, dass beim Erwachsenen ein großer Teil der vornehmlich über die *de-novo*-Synthese produzierten Pyrimidine hauptsächlich in Form von Uridin ins Plasma gelangt, um so anderen Geweben genügend Material für den dort eher bevorzugten *salvage-pathway* zur Verfügung zu stellen. Damit werden diese Zellen jedoch zunehmend vom Plasmauridin abhängig, was die Notwendigkeit zu einer konstanten Aufrechterhaltung des Uridinplasmaspiegels ergibt [4, 18]. Die gewisse Abhängigkeit bestimmter Gewebe von einer externen Uridinzufuhr zeigt sich auch daran, dass Pyrimidine in großem Unfang gespeichert werden: Speicherorganellen in Zellen verschiedenster Gewebe beinhalten große Mengen an UTP und tragen damit auch zur Regelung des Uridinplasmaspiegels bei [17]. Die Uridinkonzentration der Gewebepoole beträgt im Durchschnitt das Zehnfache der durchschnittlichen Plasmakonzentration. Die Aktivität der für den Uridinabbau wesentlichen Uridinphosphorylase scheint dabei direkt mit der Uridinkonzentration der Gewebe zu korrelieren [25]. Des Weiteren erfolgt aber die Versorgung der hauptsächlich den *salvage-pathway* nutzenden Gewebe mit Nukleotiden aus *de-novo* produzierenden Zellen nicht nur durch Uridin, sondern auch durch Orotat, einer direkten Vorstufe des Uridins bei der *de-novo*-Synthese. Dabei bevorzugen verschiedene Gewebe eher die Aufnahme von Uridin oder die von Orotat.

1.1.3 Leber und Uridinstoffwechsel

Die Leber ist maßgeblich am Uridinumsatz, also bei Abbau und Synthese von Uridin beteiligt und ist das zentrale Organ für die Aufrechterhaltung des Uridinplasmaspiegels [5, 18, 26-29]. Das der Leber über die Pfortader zugeführte Uridin unterliegt einem *First-pass*-Effekt von über 90% [26]. Dabei scheinen die Uridinaufnahme aus der Pfortader und die anschließende Verstoffwechselung dosisabhängig zu sein; bis zu einer Konzentration von 15 µM baut die Leber das ihr zugeführte Uridin nahezu komplett ab; bis zu einer Schwelle von 50 µM steigt kontinuierlich die Konzentration des durch Phosphorylierung anfallenden Uracils [30]. Dabei scheint die Uridindephoshorylierung zu Uracil und Ribose-1-Phosphat durch das Enzym Uridinphosphorylase-1 vornehmlich in Kuppfer'schen Zellen [31, 32] und in geringerem Maße in Hepatozyten und Endothelzellen [33] abzulaufen. Uracil wird dann wiederum hauptsächlich durch Hepatozyten zu β-Alanin oder NH_3 und CO_2 abgebaut [33, 34], was somit die Endprodukte des Pyrimidinabbaus sind [32, 35]. Die Leber führt jedoch dem Blut auch wieder eine bestimmte Menge vor allem an *de novo* produziertem Uridin zu [26, 29]. Die Halbwertszeit des Plasmauridins beträgt dann zwischen zwei und sieben Minuten [18, 25, 29, 36].

1.1.4 Andere den Spiegel beeinflussende Gewebe

Einen erwähnenswerten, quantitativ aber eher geringfügigen Anteil am permanenten Uridinspiegel haben die Erythrozyten, die ungleich anderer Zellen weder UTP speichern noch Pyrimidine vollständig *de novo* bilden können. Das einzige ortsgebundene und nicht frei zytosolische Enzym der Pyrimidin-*de-novo*-Synthese, die Dihydroorotatdehydrogenase (DHODH), ist an der inneren Mitochondrienmembran lokalisiert - folglich ist, aufgrund des Fehlens von Mitochondrien in Erythrozyten, keine vollständige *de-novo*-Synthese möglich.. Die hauptsächlich in der Leber produzierte Vorstufe des Uridins bei der *de-novo*-Herstellung und Stoffwechselprodukt der DHODH, das Orotat, wird von Erythrozyten aufgenommen, und das daraus gebildete Uridin wiederum ins Blut abgegeben [32]. Die Aufnahme von Orotat ist in Erythrozyten zehnmal so hoch wie die von Uridin [37]. Zellen ohne Mitochondrien wie beispielsweise Erythrozyten sind aufgrund der unvollständigen Enzymausstattung bezüglich der Pyrimidinsynthese gänzlich auf extern zugeführtes Uridin oder Orotat angewiesen [4].

1.1.5 DHODH

Eines der für die *de-novo*-Pyrimidinsynthese unabdingbaren Enzyme ist die bereits erwähnte DHODH, die über den Elektronen- und Protonenaustausch via Ubichinon mit der an der inneren Mitochondrienmembran lokalisierten und letztendlich für die oxidative Phosphorylierung verantwortlichen Atmungskette assoziiert ist [38-40]. Die höchste Aktivität besitzt sie in der Leber, dem zentralen Organ für die Aufrechterhaltung der Pyrimidinhomöostase [41]. Dabei zeigt sich eine graduelle Aktivitätszunahme der DHODH vom Portalfeld zur Zentralvene [42].

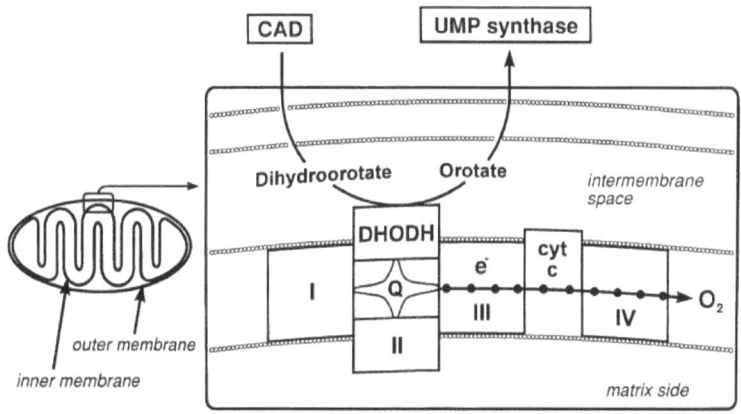

Abbildung 2. Schematische Darstellung der Lokalisation und Funktion des Enzyms Dihydroorotatdehydrogenase (DHODH). Q = Ubichinon. (aus Löffler M., 1997)

Rueckemann et al. konnten zeigen, dass die direkte pharmakologische Hemmung der DHODH zu einer Verringerung peripherer Pyrimidinkonzentrationen führt; anschließende Uridingabe führt zu einer Rekonstituierung des Pools [43]. Auch einige klinische Pharmaka wie beispielsweise die Calziumkanalblocker Nifedipin und Nimodipin [44] oder Barbiturate [45] hemmen auf direktem Wege die DHODH. Die Inhibierung einzelner Bestandteile der mitochondrialen Atmungskette führt ebenfalls zu einem Abfall der Pyrimidinsynthese und legt damit nahe, dass die einwandfreie Funktion der DHODH von einer intakten Atmungskette abhängig ist [46, 47]. Eine Reihe weiterer Argumente stützen diese These: Die Lokalisation der DHODH im Bereich der Enzyme der Atmungskette und damit der oxidativen Phosphorylierung ergibt sich aus der Notwendigkeit heraus, dem Enzym eine optimale Möglichkeit zur Oxidation seines Substrates zur Verfügung zu stellen. Damit ist die Pyrimidinsynthese jedoch auf eine funktionierende Atmungskette angewiesen, und kann damit bei begrenzter Verfügbarkeit von Sauerstoff sogar geschwindigkeitsbestimmend für die Synthese aller Pyrimidinnukleotide und somit für Zellwachstum und -teilung werden [1]. Die Abhängigkeit der DHODH von einer intakten Atmungskette wird weiterhin durch die Feststellung bekräftigt, dass das Enzym bei anaeroben Prokaryonten und Saccharomyces cerevisiae im Zytosol, bei höher entwickelten aeroben Einzellern jedoch stets in Assoziation zur inneren Mitochondrienmembran gefunden wird [41, 48].

In der Zusammenschau ließe sich schließen, dass es bei jedweder Störung der mitochondrialen Atmungskette, sei es durch pharmakologische Inhibition, Sauerstoffmangel, vererbte und erworbene Defekte der einzelnen Atmungskettenkomponenten oder durch eine Schädigung des Mitochondriums im Allgemeinen zu einer Störung der Pyrimidinsynthese und damit möglicherweise zu einer Abnahme des Pyrimidinpools mit Verringerung des Uridinplasmaspiegels kommen könnte [41].

1.2 Chronische Hepatitis C
1.2.1 Allgemein
Das Hepatitis C Virus verursacht akute und chronische Entzündungen der Leber. Nach einer akuten Hepatitis C kommt es bei 20 bis 40% der Erkrankten zu einer Ausheilung der Infektion, bei 60 bis 80% geht diese jedoch in eine chronische Erkrankung über [49]. Die chronische Infektion ist im Wesentlichen durch eine permanente Virusreplikation in Hepatozyten [50] und eine dadurch ausgelöste anhaltende Reaktion des spezifischen und unspezifischen Immunsystems gekennzeichnet [51]. Letzteres führt zu Nekroinflammation, ausgedehnter Hepatozytenzerstörung und einer langsamen, aber progressiven Fibroseentwicklung, verlaufsabhängig von verschiedenen Risikofaktoren [52]. In der Folge kommt es über den Zeitraum von 20 bis 30 Jahren bei ungefähr 25% der chronisch Infizierten zur Ausbildung einer Leberzirrhose, auf deren Boden sich mit einer jährlichen Inzidenz von 3 bis 6% ein hepatozelluläres Karzinom entwickeln kann [53].

Weltweit waren 2005 schätzungsweise über 130 Millionen Menschen oder mehr als 2% der Weltbevölkerung chronisch mit dem Hepatitis C Virus infiziert [54]. In Europa geht man von 3 bis 5 Millionen Virusträgern und damit chronisch Infizierten aus. Auf der Basis von größeren Surveys und Studien ist anzunehmen, dass in Deutschland die Prävalenz von HCV-Antikörpern in der Bevölkerung bei 0.4 bis 0.7% liegt. Folglich leben aufgrund der Chronifizierungsrate von 60 bis 80% in Deutschland schätzungsweise 400 000 bis 500 000 Menschen mit einer chronischen Hepatitis C (CHC) [55]. Bis dato konnte kein ausreichend wirksamer Impfstoff entwickelt werden. Eine antivirale Therapie führt nur in ungefähr 50% der Fälle zu einer dauerhaften Eliminierung des Virus [56, 57]. Erkrankungsintensität und -verlauf sowie das Chronifizierungsrisiko sind höchst variabel und von verschiedenen Cofaktoren abhängig [58].

1.2.2 Chronische Hepatitis C, Mitochondrien und oxidativer Stress

Es gibt eine Reihe von Untersuchungen, die nahelegen, dass die CHC mit vermehrtem oxidativem Stress in der Leber einhergeht [59, 60]. Die Expression der HCV-Proteine Core, E1 und E2 in transgenen Mäusen führt zu einer verstärkten Peroxidation von Lipiden in Hepatozyten [61, 62]. In Leberbiopsien CHC infizierter Patienten lässt sich ebenfalls eine gesteigerte Lipidperoxidation und vermehrter oxidativer Stress nachweisen [63, 64]. Die Eradikation des HCV führt zu einer Abnahme der messbaren Indikatoren dieses oxidativen Stresses [65]. Die diesen Befunden zugrundeliegende Pathopysiologie erklärt man sich unter anderem wie folgt:

1.2.2.1 Endoplasmatisches Retikulum und oxidativer Stress

Endoplasmatisches Retikulum und Mitochondrien stehen über ihre Membransysteme in engem Kontakt. Beinahe alle der durch die virale RNA codierten HCV Proteine sind membranständig am endoplasmatischen Retikulum lokalisiert. Sowohl das HCV Core Protein [66] als auch das Protein NS5a [67, 68] beeinträchtigen das endoplasmatische Retikulum in seiner Funktion und führen über eine gestörte zelluläre Calziumionenhomöostase zu einem vermehrten Calziumioneneinstrom ins endoplasmatische Retikulum und über die räumlichen Beziehungen zu den Mitochondrien auch dort zu einem Calziumioneneinstrom in den Raum zwischen innerer und äusserer Mitochondrienmembran [67, 69-73]. An den umschriebenen Bereichen, wo endoplasmatisches Retikulum und Mitochondrien miteinander in Kontakt stehen, konnte das HCV Core Protein direkt nachgewiesen werden [74, 75]. Die mit dem Calziumioneneinstrom einhergehende funktionelle Beeinträchtigung der Mitochondrien führt zu einer gesteigerten mitochondrialen Produktion reaktiver Sauerstoffverbindungen und damit zu vermehrtem oxidativem Stress. Bisher ungeklärt ist die Frage, ob bei der Entwicklung oxidativen Stresses durch die Mitochondrien eine Schädigung des endoplasmatische Retikulums zwingend erforderlich ist: Bereits die bloße Inkubation isolierter Mitochondrien mit

HCV Core Protein ist mit einem erhöhten mitochondrialen Calziumioneneinstrom, gefolgt von sofortigem Anstieg der Produktion reaktiver Sauerstoffverbindungen, assoziiert [76].

1.2.2.2 Mitochondrien und oxidativer Stress

Die direkte Schädigung von Mitochondrien durch das HCV Core Protein führt ebenfalls zu einer vermehrten Bildung von ROS. Dabei zeigt das Protein eine starke Affinität zur äußeren [74, 76, 77] und verursacht eine vermehrte Depolarisation der inneren Mitochondrienmembran [62, 76, 78]. Ein weiterer Beleg für die direkte Mitochondriotoxizität des HCV Core Proteins zeigt sich darin, dass infizierte Zellen, die nicht das Core Protein transkribieren, mehr Mitochondrien enthalten als Zellen mit Expression des vollständigen HCV-Genoms [79]. Neben dieser direkten Schädigung der Mitochondrien durch virale Proteine, sowie durch sie und das endoplasmatische Retikulum getriggerte steigende mitochondriale Ca^{2+}-Konzentrationen, die zu einem vermehrten Anfall reaktiver Sauerstoffverbindungen und damit zu einer Schädigung der Mitochondrien führen, aktiviert der Calziumioneneinstrom über eine Depolarisierung des mitochondrialen Membranpotentials und die Freisetzung von Cytochrom c die mitochondriale Stickoxidsynthetase [80], was zu den Sauerstoff- [67, 69, 76, 81, 82], zudem zur Freisetzung reaktiver Stickstoffverbindungen führt [83, 84, 48]. Dies zeigt sich unter anderem indirekt durch einen Konzentrationsabfall der Komponenten zellulärer und mitochondrialer Atioxidationssysteme wie beispielsweise Glutathion [85]. Die Mitochondrien sind an der Auslösung und Zunahme des oxidativen Stresses ursächlich beteiligt, werden dadurch aber auch selbst geschädigt, was wiederum rückwirkend eine weitere Bildung reaktiver Stickstoff- und Sauerstoffverbindungen fördert [86]. Piccoli et al. bestätigten den vermehrten oxidativen Stress in Mitochondrien, indem sie eine dreimal so hohe mitochondriale Superoxidproduktion HCV infizierter Zellen feststellten wie bei nichtinfizierten Kontrollzellen. Gleichzeitig stellten sie fest, dass die in den Mitochondrien stattfindende endogene Zellatmung um 40% vermindert ist [87], was nahelegt, dass eine HCV bedingte Schädigung hepatozytärer Mitochondrien eine Beeinträchtigung der oxidativen Phosphorylierung mit sich bringt. Bei diesem Vorgang ist insbesondere der Komplex I der Atmungskette betroffen, während es im Bereich der Komplexe II, III und IV sogar zu einer Steigerung der Aktivität kommt [78]. Nicht nur reaktive Sauerstoff-, sondern auch reaktive Stickstoffverbindungen wie NO sind Inhibitoren der mitochondrialen Atmungskette [88, 89], insbesondere des Komplexes IV, was auch mit einer eingeschränkten Funktion des an der inneren Mitochondrienmembran assoziierten Enzyms DHODH einhergeht [47].

1.2.2.3 Glutathion und oxidativer Stress

Glutathion ist das wichtigste zelluläre Antioxidans, und das Verhältnis von oxidiertem zu reduziertem Glutathion ist ein repräsentativer Gradmesser für das Redoxgleichgewicht in biologischen Systemen [90]. Eine reduzierte Aktivität des Komplexes I ist mit einer Abnahme der Konzentration reduzierten Glutathions assoziiert [87]. Schäden durch reaktive Verbindungen in Zellen und Zellorganellen entstehen in der Regel erst nach Erschöpfung von Antioxidationssystemen wie dem Glutathionpool [91, 92]. In den Mitochondrien HCV Core Protein exprimierender Zellen kommt es zu einer übermäßigen Oxidation der Glutathionvorkommen und einer Abnahme der NADPH Konzentration. Ähnliches gilt für die Expression der HCV-Proteine E1 und E2 [76]. Verminderte mitochondriale Glutathionkonzentrationen sind in Hepatozyten mit oxidativem Stress, mitochondrialen Alterationen und einer Abnahme mitochondrialer DNA assoziiert [93]. Barbaro et al. untersuchten Leberbiopsien von chronisch HCV infizierten Patienten und stellten neben einem verminderten Verhältnis von reduziertem zu oxidiertem Glutathion auch ein reduziertes Verhältnis von mitochondrialer zu nukleärer DNA fest; des Weiteren zeigten sich ultrastrukturell veränderte und unregelmäßig konfigurierte Mitochondrien. Diese Untersuchungsergebnisse waren alle abhängig vom Genotyp, wobei der HCV-Genotyp 1b dabei die gravierendsten pathologischen Veränderungen zeigte, gefolgt von den Genotypen 2a/c und 3a. Weiterhin stellten Barbaro et al. in Abhängigkeit vom Genotyp auch eine Verminderung des reduzierten Glutathions in Plasma und Lymphozyten fest [59]. Bei den Glutathionmessungen der Leberbiopsate unterschieden Barbaro et al. allerdings nicht zwischen Glutathionkonzentrationen in Mitochondrien und im Zytosol. Obwohl es zu den Glutathionkonzentrationen verschiedener Kompartimente bei der CHC unterschiedliche Literaturangaben gibt, überwiegen die Berichte über erniedrigte Konzentrationen. In einer Studie von Swietek et al. zeigten sich beispielsweise die Glutathionspiegel in Erythrozyten sowohl bei akuter als auch bei chronischer Hepatitis C erniedrigt [94].

1.2.2.4 Immunsystem, Apoptose und oxidativer Stress

Auch das Immunsystem hat in der Pathogenese der CHC seinen Anteil an der für Mitochondrien schädigenden Entwicklung oxidativen Stresses: Die immunologische ausgelöste Freisetzung reaktiver Sauerstoffradikale durch Makrophagen und Lymphozyten (*oxidative burst*) verursacht die Bildung reaktiver Sauerstoffspezies in Hepatozyten, wobei das HCV-Protein NS3 eine wichtige Rolle spielt [95]. Mitochondrien und Immunsystem sind nicht nur mitverantwortlich für die Entwicklung oxidativen Stresses bei der CHC, sie interagieren auch hinsichtlich weiterer Schädigungsmuster bei der CHC: So sind die Mitochondrien durch proapoptotische als auch antiapoptotische Mechanismen bei der immunvermittelten Apoptoseinduktion von Hepatozyten, beispielsweise durch das Fas-System, involviert [96, 97]. Der Fas-Rezeptor wird in HCV Core Protein positiven Hepatozyten signifikant höher exprimiert als in nichtinfizierten Zellen [98]. Die Expression des Fas-Rezeptors führt zu einer Folge von Caspaseaktivierungen, die dann vermutlich in der Triggerung eines kontrollierten Zelltodes resultieren [99]. Weiterhin kann mitochondriale Dysfunktion die Freisetzung präapoptotischer Stoffe wie Cytochrom c oder dem *apoptosis-inducing factor* aus Mitochondrien zur Folge haben [100]. Diese Substanzen führen im weiteren Verlauf zur Aktivierung von Caspasen und zur Apoptose [99]. Die Expression des HCV NS3 Proteins beziehungsweise des NS2/NS3 Vorläuferproteins führt ebenfalls über Caspaseaktivierungen zu Apoptose [101]. Zellen, die das HCV Core Protein exprimieren, zeigen bei vermehrtem oxidativen Stress und einer durch Tumor-Nekrose-Faktor Alpha ausgelösten Änderung der mitochondrialen Membranpermeabilität eine vermehrte Apoptoseneigung [102]. Über Rezeptoren der äußeren Mitochondrienmembran wird die Expression von Zytokinen wie etwa Beta-Interferon reguliert, wodurch die Mitochondrien in die zelluläre Abwehr viraler Infektionen eingebunden werden [103, 104].

1.2.2.5 Therapieoptionen bei oxidativen Stress durch chronische Hepatitis C
Die Erkenntnisse zur Pathogenese hinsichtlich oxidativer mitochondrialer Schädigung bei der CHC sind auch therapeutisch relevant: Durch die Behandlung mit Antioxidantien konnte die Progression einer Leberfibrose und der oxidative Stress in Leberzellen bei Patienten mit CHC verringert werden [105].

1.3 Chronische Hepatitis B

1.3.1 Allgemein
Der Verlauf einer Hepatitis B Infektion ist sehr unterschiedlich und komplex; er ist von einer Reihe von Faktoren wie beispielsweise vom Patientenalter und vom Immunstatus abhängig. Die Bandbreite des klinischen Verlaufs reicht von der blanden, symptomlosen oder -armen Infektion bis hin zur fulminanten Hepatitis. Persistiert die Infektion länger als 6 Monate, so spricht man von einer chronischen Infektion. Im Jugend- und

Erwachsenenalter chronifizieren etwa 1 bis 5% der akuten HBV-Infektionen, im Kindes- und Jugendalter sind es wesentlich mehr; bei Kleinkindern liegt die Chronifizierungsrate bei 30%, und bei Säuglingen mit perinatal erworbener Infektion bei bis zu 90%. Mit 350 Millionen Infizierten weltweit ist die Hepatitis B Infektion die häufigste Virusinfektion weltweit. Bei einem geschätzten Drittel der Weltbevölkerung sind serologische Anzeichen einer bestehenden oder abgelaufenen Infektion nachweisbar [106]. Es wird geschätzt, dass bei 5 bis 8% der deutschen Bevölkerung eine Hepatitis B Infektion abgelaufen ist, und dass 0.4 bis 0.8% der Bevölkerung, also 330 000 - 660 000 Menschen chronisch mit dem Virus infiziert sind [55].

1.3.2 Chronische Hepatitis B, Mitochondrien und oxidativer Stress

Es gibt Untersuchungen, die belegen, dass es bei CHB zu vermehrtem oxidativen Stress und zu einem Abfall der zellulären antioxidativen Kapazitäten in Hepatozyten kommt. Besonders bei CHB Patienten mit Leberzirrhose ist die antioxidative Kapazität vermindert, wenn man diese mit CHB Patienten ohne Leberzirrhose vergleicht [107].

Malondialdehyd, ein Endprodukt der Lipidperoxidation, zeigte sich bei Patienten mit CHB erhöht, Glutathion und andere zelluläre Antioxidantien dagegen vermindert. Nach mehrmonatiger Therapie mit Interferon zeigten sich diese Parameter genauso wie die vor Therapie pathologisch erhöht gemessenen Transaminasen sämtlich wieder normalisiert [108, 109].

Bei der Entwicklung oxidativen Stresses bei der CHB spielt das HBV X Protein eine große Rolle [106, 110]. Das HBV X Protein beeinflusst direkt die in der inneren Mitochondrienmembran liegenden Komplexe I, II, III und IV, stört somit den Elektronenfluss in der Atmungskette und trägt dadurch aktiv sowohl zur vermehrten Bildung reaktiver Sauerstoffspezies als auch zu zunehmender Lipidperoxidation bei [111]. Ferner konnte gezeigt werden, dass das HBV X Protein das mitochondriale Membranpotential ändert, vermutlich indem es einen zelleigenen, spannungsabhängigen Anionenkanal manipuliert [112]. Durch die negative Wirkung auf das Membranpotential der Mitochondrien und die Induktion einer vermehrten ROS-Bildung kann das HBV X Protein mitochondrial gesteuerte Apoptosevorgänge in Gang setzen und beschleunigen [113]. Damit zählt das HBV zu einer ganzen Reihe von Viren, die die mitochondrial induzierte Apoptose beeinflussen [114]. Auch morphologisch tritt das HBV X Protein hinsichtlich der Mitochondrien in Erscheinung: In HBV infizierten Zellen kommt es zur Aggregation mitochondrialer Strukturen, mit denen das X Protein unmittelbar assoziiert ist [115]. Das HBV X Protein beeinflusst auch die Regulation der mitochondrialen Calziumionenkonzentration [116] und könnte demnach auch dadurch auf ähnliche Weise wie das Hepatitis C Virus die Bildung von ROS verstärken.

Zellen des Immunsystems können bei der CHB ebenfalls oxidativen Stress auslösen, verstärken oder selbst verursachen [117].

1.4 Alkoholische Leberverfettung

1.4.1 Allgemein

Die toxische Wirkung von Alkohol und chronischem Alkoholkonsum auf die Leber ist gut belegt. Chronischer Alkoholkonsum kann zu Leberverfettung und in der Folge zu Leberfibrose und -zirrhose führen. Dieses ganze mögliche Spektrum der Erkrankung wird zusammengenommen als „alkoholische Fettleber" (*alcoholic fatty liver disease –* AFLD) bezeichnet. Kommt es im Verlauf einer AFLD auf dem Boden einer einfachen Leberverfettung zusätzlich zu einer Entzündung, so spricht man von einer alkoholischen Steatohepatitis (*alcoholic steatohepatitis –* ASH).

Hinsichtlich der Pathogenese gibt es etliche unbeantwortete Fragen und ungeklärte Zusammenhänge: Obwohl das Risiko der Entwicklung einer Leberschädigung linear mit der Menge täglich konsumierten Alkohols korreliert [118], entwickeln lediglich 25% der starken Trinker eine Lebersteatose und nicht einmal 10% eine Leberzirrhose [118]. Verschiedene Studien konnten keinen Unterschied in der kumulativen, während einer Lebensspanne konsumierten Alkoholmenge und der Entwicklung einer Zirrhose, Fibrose oder einer alleinigen Steatose feststellen [119]. Deshalb wird vermutet, dass der Entwicklung einer Leberschädigung durch chronisch übermäßigen Alkoholgenuss ein multifaktorielles Geschehen zugrunde liegt, bei dem Faktoren wie Konsumgewohnheiten und verschiedene Trinkmuster ebenso eine Rolle spielen wie Geschlecht und genetische Prädisposition [118, 120]. So kann man auch hinsichtlich der minimalen für die Leber bereits schädlichen, täglich konsumierten Alkoholmenge eigentlich keine pauschalen Aussagen machen. Obgleich also die Menge täglich konsumierten Alkohols, die eine definitive Leberschädigung hervorrufen kann sehr variabel ist, liegt die weithin akzeptierte maximale konsumierte Menge bei ungefähr 20 g pro Tag [118, 121] teilweise sogar bei nur 40 g pro Woche [122], was auch für die Definition der nichtalkoholischen Lebererkrankung herangezogen wird. Im Epidemiologischen Suchtsurvey von 2006 wurden für Deutschland folgende epidemiologische Daten zum chronischen Alkoholabusus erhoben: Einen von der Studie als „risikolos" deklarierten regelmäßigen Alkoholkonsum von 0 bis 30 g pro Tag für Männer und 0 bis 20 g pro Tag für Frauen gaben insgesamt 64% der Befragten an. Ein „riskanter" Konsum von 30 bis 60 g pro Tag für Männer und 20 bis 40 g pro Tag für Frauen wurde für 8% ermittelt. „Gefährlicher Konsum" von 60 bis 120 g pro Tag für Männer und 40 bis 80 g pro Tag für Frauen ergab sich bei 2.4% und für „Hochkonsum", also mehr als 120 g pro Tag bei Männern und mehr als 80 g pro Tag bei Frauen bei insgesamt 0.4% der Untersuchten. Demnach sind in Deutschland umgerechnet 4.1 Millionen Menschen „Risikokonsumenten", 1.3 Millionen „Gefährliche Konsumenten" und 208 000 Millionen „Hochkonsumenten". Nach dieser Studie konsumieren also insgesamt 5.6 Millionen Menschen oder 10.7 % der Gesamtbevölkerung in Deutschland Alkohol in potentiell leberschädigenden Mengen [123].

1.4.2 Pathogenese der alkoholischen Leberverfettung

In einem Stufenmodell zur Entwicklung der AFLD soll es zuerst zu einer Lipidakkumulation in der Leber kommen, die direkt auf den Alkohol zurückgeführt wird. Diese Lebersteatose entwickelt sich dann in einem zweiten Schritt durch variable Faktoren möglicherweise weiter zu Steatohepatitis, Fibrose, Zirrhose und Karzinom [124]. Unter diesen Faktoren wären die Quantität und Qualität der bei der Entzündung bestehenden Immunantwort genauso zu nennen wie zytokinvermittelter und oxidativer Stress [120]. Risikofaktoren dieser Entwicklung sind, ähnlich wie bei der nichtalkoholischen Fettleber, Übergewicht, Hyperglykämie und Hypercholesterinämie [124].

Zur Auslösung oxidativen Stresses im zweiten Abschnitt des Stufenmodells kann es über eine durch Alkohol und Fettsäuren bedingte vermehrte Induktion des Cytochrom P 450 2E1 kommen [125], was mit einer Erhöhung freier Radikale verbunden ist. Diese können wiederum zur Peroxidation von Lipiden sowie zu zellulären und mitochondrialen Schädigungen führen [126]. Durch eine verstärkte Aktivität des in der mitochondrialen Matrix lokalisierten Enzyms α-Ketoglutarat-Dehydrogenase kann es ebenfalls zu einer vermehrten Freisetzung reaktiver Stoffwechselprodukte kommen [127, 128].

Zytokine nehmen bei der Auslösung oxidativen Stresses eine tragende Rolle ein: Durch den Darm kommt es unter chronischem Alkoholkonsum zu einer zytokinvermittelten Aktivierung von Kupferzellen in der Leber [129], die ihrerseits über die Freisetzung einer Reihe reaktiver Substanzen und Zytokine Hepatozyten schädigen [130]. Die weitere Schädigung des Leberparenchyms resultiert dann durch eine oxidative Schädigung, hypoxischen Stress, gestörte Redoxvorgänge in den Leberzellen und durch eine weitere und vermehrte Ausschüttung proinflammatorischer Zytokine, wobei dann verschiedene Zelltypen in der Leber beteiligt sind [124]. In den Hepatozyten werden diese Vorgänge insbesondere durch Störungen der mitochondrien- und NO-vermittelten Kontrolle der Zellatmung und damit vermehrt anfallende reaktive Sauerstoff- und Stickstoffverbindungen vermittelt. [131-133]. Übersteigen deren Konzentrationen das Maß, welches durch zelluläre und mitochondriale Antioxidationssysteme kompensiert werden kann, so kann es zu weiteren molekularen Schäden kommen [124, 134].

1.4.3 Alkoholische Leberverfettung, Mitochondrien und oxidativer Stress

Die bei der alkoholtoxischen Schädigung von Hepatozyten anfallenden reaktiven Sauerstoffspezies entstehen hauptsächlich in den Mitochondrien, wenn Alkohol über oxidative Stoffwechselwege abgebaut und dabei die oxidative Phosphorylierung beeinträchtigt wird [135, 136]: Durch die Oxidation von Alkohol werden in Hepatozyten vermehrt Reduktionsäquivalente wie etwa NADH verbraucht, was an bestimmten Komplexen der Atmungskette zu einer erleichterten Bildung von Sauerstoffradikalen führt [137]. Weiterhin haben direkt auf den Alkohol zurückzuführende molekulare Defekte der Atmungskettenkomplexe eine vermehrte ROS-Produktion zur Folge [132, 138-140]. Die mitochondriale Zellatmung und damit verbundene zelluläre Energieproduktion ist bei chronischem Alkoholkonsum vermindert [141]. Ausgenommen Komplex II, sind alle an der oxidativen Phosphorylierung und damit der ATP-Produktion beteiligten Komplexe der Atmungskette unter Alkoholeinfluß quantitativ vermindert und zeigen eine verminderte ATP-Produktion von 30 bis 50% [142]. Durch Alkoholeinfluß fällt nicht nur die Konzentration von mitochondrial, sondern auch die von nukleär kodierten Proteinen der Atmungskette ab [131]. Sowohl mitochondriale als auch zytosolische ribosomale Schäden [132, 143-145] führen zu einer weiteren Aktivitätsminderung der oxidativen Phosphorylierung und damit der zellulären ATP-Konzentration [146, 147].

Chronischer Alkoholkonsum führt zu einer vermehrten Induktion des Enzyms NO-Synthase [131, 148], was sich im Bezug auf die Entwicklung eines manifesten Leberschadens bei bestehender alkoholischer Lebersteatose verstärkend auswirkt [149]. Durch die vermehrte Aktivität dieses Enzyms steigen Konzentrationen seiner Metabolite Stickstoffmonoxid und Peroxynitrit, die beispielsweise durch posttranslationale Modifikation von Proteinen toxisch wirken können [150-152]. Peroxynitrit kann außerdem durch die Reaktion von Stickstoffmonoxid mit durch die Atmungskette anfallenden reaktiven Sauerstoffradikalen entstehen. Ferner wirkt Stickstoffmonoxid durch die kompetitive Hemmung der Cytochrom-c-Oxidase direkt negativ auf die Funktion der Atmungskette. [153].

1.5 Nichtalkoholische Leberverfettung

1.5.1 Allgemein

Von Steatosis hepatis wird gesprochen, wenn eine vornehmlich aus Triglyzeriden bestehende Fettansammlung in Hepatozyten ein solches Ausmaß annimmt, dass der Fettanteil am Gesamtgewicht der Leber 5% übersteigt [118]. Die Ursache einer Leberverfettung ist neben einer Vielzahl von selteneren Ursachen am häufigsten die Folge übermäßigen Alkoholkonsums [154] und/oder leberschädigender Erkrankungen wie beispielsweise der chronischen Infektion mit dem Hepatitis C Virus [155]. Doch auch bei differentialdiagnostischem Ausschluss dieser und anderer möglicher Ursachen ist die Steatoseprävalenz in der Allgemeinbevölkerung immer noch sehr hoch [118]. Dieser Umstand führte erstmalig 1980 zur Erwähnung einer eigenständigen Krankheitsentität [156], in der Folge zusammengefasst unter der Bezeichnung „nichtalkoholische Fettleber" (*Nonalcoholic fatty liver disease* - NAFLD). Obschon auch bereits Patienten mit simpler Steatose erhöhte Leberenzyme im Serum zeigen können [118], stellt die alleinige Steatose an sich noch kein gravierendes Gesundheitsrisiko dar. Dies ist jedoch bei der sich potenziell daraus entwickelnden nichtalkoholischen Steatohepatitis (*Nonalcoholic steatohepatitis* – NASH) der Fall, die sich durch hinzukommende entzündliche Leberveränderungen mit anschließender Leberzellnekrose und -fibrose entwickeln und dann schließlich bis zur Zirrhose [157] oder, in seltenen Fällen, bis zu einem hepatozellulären Karzinom führen kann [157, 158]. Unter der Bezeichnung NAFLD wird das ganze mögliche Ausprägungsspektrum der Erkrankung subsumiert: Von der unkomplizierten Leberverfettung bis hin zu NASH, Fibrose und Zirrhose. Da eine NAFLD histologisch nicht von einer alkoholischen Lebersteatose oder alkoholischen Steatohepatitis unterscheidbar ist, kommt der Erhebung einer dezidierten Alkoholanamnese große Bedeutung zu [159], häufig ist diese jedoch leider aufgrund mangelnder Patientenadhärenz nur begrenzt aussagekräftig. Lange Zeit galt der Ausschluss jeglichen, dann der eines täglichen Alkoholkonsums von 20 g pro Tag als Kriterium zur Abgrenzung einer NAFLD von einer alkoholinduzierten Leberverfettung oder -schädigung [118, 121]. Heutzutage geht man von einer noch niedrigeren regelmäßig konsumierten Alkoholmenge aus, die bereits potentiell toxisch auf die Leber wirken kann: Der Konsum von 40 g Alkohol oder mehr pro Woche ist bei weiteren entsprechenden Befunden das Kriterium zur Abgrenzung einer alkoholischen von einer nichtalkoholischen Lebererkrankung [122]. Nach dem Ausschluss regel- und übermäßigen Alkoholkonsums ist der Goldstandard für die definitive Diagnose einer NAFLD die Leberbiopsie. Zudem lässt sich eindeutig nur histologisch zwischen einer einfachen Lebersteatose und einer Steatohepatitis unterscheiden, und nur so ist die hinreichende Quantifizierung einer eventuell vorliegenden Fibrose möglich [160].

Einflussgrößen zur Entwicklung einer NAFLD sind hinlänglich bewiesen. So steigt die Prävalenz mit dem BMI an: Beträgt sie bei Normalgewichtigen 10 bis 15%, steigt sie bei einem BMI von ≥ 30 kg/m^2 auf 60 bis 70% und bei einem BMI von ≥ 39 kg/m^2 auf über 90% an [122, 161]. Die NAFLD korreliert im hohen Maße mit dem Auftreten eines metabolischen Syndroms. Eine NASH findet sich bei ungefähr 3% der normalgewichtigen Bevölkerung und bei 15 bis 20% der schwer Übergewichtigen [162, 163]. Ein Typ 2 Diabetes mellitus wird bei 34 bis 75% der NASH-Patienten beschrieben [122], ist aber auch möglicherweise ein unabhängiger Prädiktor für die Entwicklung einer progressiven Leberfibrose [164].

Die NAFLD-Prävalenz wird in mehreren sich auf Biopsiedaten stützenden Untersuchungen im Mittel auf 15 bis 51% geschätzt [118]. Die Schätzung zur Prävalenz der NASH beläuft sich dagegen auf bis zu 10% der Bevölkerung [165], davon trägt annähernd ein Sechstel das Risiko eine Leberzirrhose zu entwickeln [166]. Die wahrscheinlich verlässlichste Studie zur NAFLD-Prävalenz wurde von Ground et al. veröffentlicht, die autoptische Befunde von Verkehrsopfern auswerteten und dabei auch die Alkoholkonzentration im Blut bestimmten. In dieser Untersuchung belief sich die Schätzung der Prävalenz auf 16% [167].

1.5.2 Pathogenese der nichtalkoholische Leberverfettung

Die Pathogenese der NAFLD und der NASH sind nicht völlig verstanden. Seit 1998 wird ein Zwei-Stufen-Modell zur Entstehung einer NAFLD propagiert [88, 168]. Im ersten Schritt soll es dabei zu einem Ungleichgewicht im Lipidhaushalt kommen, hauptsächlich ausgelöst und beschleunigt durch eine zunehmende Insulinresistenz. Dies bewirkt im peripheren Fettgewebe zunächst eine vermehrte Lipolyse und damit eine vermehrte Freisetzung von freien Fettsäuren. Diese werden dann im Übermaß von der Leber aufgenommen, wo allerdings die durch die Insuliresistenz getriggerte Hyperinsulinämie gleichzeitig zu einer vermehrten *de-novo* Lipidsynthese führt. Obwohl es dadurch kompensatorisch auch zu einer gesteigerten hepatischen Oxidation freier Fettsäuren kommt, resultiert aus dieser Konstellation schließlich eine übermäßige Nettoansammlung von Lipiden in der Leber [169-172]. In einem möglichen zweiten Schritt kommt es durch humorale Mechanismen wie der Ausschüttung verschiedener Hormone aus dem Fettgewebe, der Freisetzung von TNF-α und anderer proinflammatorischer Zytokine zu vermehrtem oxidativen Stress, damit verbundener gesteigerter Lipidperoxidation, und schliesslich zum Übergang von der reinen Leberstestatose zur Steatohepatitis. Unter dem Gesichtspunkt, dass die Insulinresistenz bei der Pathogenese der NASH in beiden Teilen des postulierten Zwei-Stufen-Modells eine Rolle spielt, werden die beiden Stufen dieses Modell in neuerer Zeit zunehmend zusammengefasst [166, 158].

1.5.3 Nichtalkoholische Leberverfettung, Mitochondrien und oxidativer Stress

Bei der Entwicklung und Progression einer NAFLD zeigen Mitochondrien in Hepatozyten Veränderungen in Morphologie und Funktion: Hepatozytäre Mitochondrien bei Patienten mit NASH weisen parakristalline Einschlüsse und ultrastrukturelle Läsionen auf, teilweise sind sie zu Megamitochondrien deformiert. Diese Veränderungen zeigen sich jedoch nicht bei Patienten mit einfacher Steatose [172-176]. Die Komplexe der Atmungskette haben in diesen Mitochondrien eine deutlich verminderte Aktivität [175], und die diesen Mitochondrien eigene DNA ist vermindert. Einige für die mitochondriale Funktion unabdingbare Gene werden bei NASH-Patienten weniger stark exprimiert [177]. Weiterhin zeigen Mitochondrien aus der Leber von Patienten mit NASH nach Zugabe einer Fruktoselösung und erwartungsgemäßem Konzentrationsabfall von ATP eine verminderte mitochondriale ATP-Resyntheserate [174]. Bei den Mechanismen, die zu diesen Beobachtungen führen, spielt oxidativer Stress eine wichtige Rolle [178, 179]. Er entsteht hauptsächlich durch die vermehrte Bildung und Freisetzung freier Fettsäuren sowie reaktiver Sauerstoffspezies und wird durch mehrere Mechanismen vermittelt: Durch Lipidperoxidation, Fas-Ligand- sowie Zytokin-Induktion, beispielsweise durch TNF-α [176]. Diese Mechanismen bedingen sich gegenseitig und verstärken durch gegenseitige Beeinflussung die Entwicklung und Aufrechterhaltung des oxidativen Stresses.

1.5.3.1 Zytokine und oxidativer Stress

ROS führen über die Aktivierung von Transkriptionsfaktoren zu einer vermehrten Produktion proinflammatorischer Zytokine wie TNF-α, IL-6 und IL-8 durch Adipozyten, Kupferzellen und Hepatozyten [180]. Vor allem durch TNF-α kommt es dann in Hepatozyten über eine Caspase-8-Aktivierung und anschließende Cytochrom c Freisetzung zu einer Hemmung des Elektronenfluxes über den Komplex III der Atmungskette. Auch die durch gesteigerte mitochondriale β-Oxidation vermehrt anfallenden Reduktionsäquivalente NADH und $FADH_2$ führen zu einer erhöhten Elektronenkonzentration in der Atmungskette. Das Ungleichgewicht von vermehrtem Elektronenzu- [172] und einem verminderten -abfluss [175] zur Atmungskette verursacht eine relative Elektronenakkumulation. An übermäßig reduzierten Atmungskettenkomponenten können dann hierdurch reaktive Sauerstoffderivate entstehen [152, 181]. Unter Umständen kommt es in der Folge auch zur Entstehung reaktiver Stickstoffverbindungen wie beispielsweise Peroxynitrit. Die oxidativ bedingte Schäden an mitochondrialer DNA können zu deren Depletion führen [182], was wiederum eine verminderte Produktion mitochondrial kodierter Komponenten der Atmungskette, einen verminderten Elektronfluss über die Atmungskette und eine weiter gesteigerte Bildung reaktiver Sauerstoff- und Stickstoffverbindungen zur Folge haben kann [176]. Oxidativer Stress induziert weiterhin eine vermehrte hepatozytäre Expression des Fas-Rezeptors, dessen Aktivierung zur Apoptoseinduktion führen kann [183].

1.5.3.2 Lipidperoxidation und oxidativer Stress

Lipidperoxidation und daraus resultierender oxidativer Stress schädigen bei der NASH die mitochondriale DNA. Produkte der übermäßig stattfindenden Peroxidation von Lipiden schädigen mitochondriale DNA, destabilisieren Zellmembranen und unterhalten einen fortlaufenden Prozess von oxidativem Stress und fortgesetzter Entzündung [179, 184]. Dabei sind auch die Proteine der Atmungskette betroffen, was zu deren Dysfunktion und einer verminderten ATP-Produktion führt [185, 186]. Denkbar ist auch, dass es bei übermäßig aktivierter β-Oxidation freier Fettsäuren erst dann zu einer Entwicklung vermehrten lipidoxidativen Stresses kommt, wenn die Mitochondrien wie beispielsweise durch genetische Variationen bereits von Anfang an nicht voll funktionsfähig sind. Dies würde wiederum bezüglich des durch Lipidoxidation hervorgerufenen Stresses bedeuten, dass eine NAFLD ohne diese bereits vorbestehende mitochondrialen Defizite primär nur zu einer simplen Leberverfettung und nicht zu einer NASH führen könnte

[172, 176]. In den Mitochondrien generierte ROS schädigen außerdem auch mitochondriales Cardiolipin und lösen damit die Freisetzung weiterer reaktiver, oxidierter Lipide aus; auch diese sind in der Lage mitochondriale DNA zu schädigen. Hierüber kann es auch zu einer negativen Beeinflussung der Cytochrom-c-Oxidase kommen [185], was wiederum weiterhin den Elektronenfluss in der Atmungskette behindert und die weitere Produktion von ROS steigert [176]. Unter normalen Umständen fallen die ROS als Abfallprodukte bei der oxidativen Phosphorylierung an. Um Zellschäden zu vermeiden, werden sie durch antioxidative Enzyme wie der Superoxiddismutase, Glutathionperoxidase und Katalase abgebaut [134]. Wenn jedoch die Kapazitäten dieser antioxidativen Enzyme verbraucht sind, können nicht abgebaute ROS intrazelluläre Proteine, Lipide und Nukleinsäuren schädigen.

1.6 Uridin und mitochondriale Toxizität

Bereits kurz nach der Einführung von nukleosidischen Reverse-Transkriptase-Hemmern (NRTI) zur Behandlung der chronischen HIV-Infektion wurde man auf ein Syndrom aufmerksam, welches bei einigen der so behandelten Patienten auftrat und hauptsächlich durch Steatohepatitis, Laktazidose sowie Lipoatrophie- und -dystrophie gekennzeichnet war [187-193]. Dieses Syndrom wurde in der Folge durch toxische Wirkungen der NRTIs auf die Mitochondrien erklärt, wobei insbesondere die Affinität dieser Medikamente zur mitochondrialen γ-DNA-Polymerase und die dadurch bedingte Störung der mitochondrialen DNA-Replikation hervorgehoben wird [194-196]. Durch die quantitative Verminderung der mitochondrialen DNA kommt es zu einer ebenfalls verminderten Produktion mitochondrial kodierter Proteine, wobei auch die Proteine der Atmungskette und damit der oxidativen Phosphorylierung betroffen sind. [197]. Dieser in einem solchen Zusammenhang als mitochondriale Toxizität bezeichnete Pathomechanismus führt zu oxidativem Stress in den Mitochondrien, durch die Hemmung von Enzymen der Fettsäureoxidation zu einem Anstieg intrazellulärer Triglyzeride und durch die Verringerung des aeroben Stoffwechsels zu einem vermehrten Anfall von Laktat. Mit diesen Vorgängen erklärt man die in der Leber auftretenden NRTI-Nebenwirkungen Steatose und Steatohepatitis [198-201].

Um diese Nebenwirkung aufzuheben oder abzumildern, wurden unterschiedliche antioxidativ wirksame Substanzen getestet; so untersuchte man die Wirkungen von Coenzym Q_{10} (Ubichinon), L-Carnitin, Riboflavin und Thiamin. Trotz einiger Erfolg versprechender in vitro Ansätze [202, 203] konnte bei keiner der genannten Substanzen ein durchschlagender Erfolg in klinischen Studien gezeigt werden [204]. 1995 konnten Bodnar et al. zeigen, dass durch die Verabreichung von Uridin bei Fibroblasten, deren mitochondriale DNA durch langfristige Behandlung mit dem γ-Polymerase Inhibitor Ethidiumbromid verringert war, wieder ein verstärktes Wachstum erreicht werden konnte [205]. In der Folge ließ sich ebenfalls durch Uridingabe das Überleben von Nervenzellen verbessern, die dem NRTI Zalcitabine ausgesetzt waren [206], und Uridin konnte die durch Zidovudin verursachte mitochondriale Toxizität in Knochenmarkszellen mildern [207]. 2003 konnten Walker et al. durch Uridingabe eine Verminderung der NRTI verursachten mitochondrialen Toxizität in Hepatozyten zeigen [208, 209], und 2006 belegten Banasch et al., dass Uridinsupplemention die medikamentös induzierte mitochondriale Toxizität in der Leber bei HIV-Patienten reduzieren kann [210]. 2008 konnte Eckert et al. in einer retrospektiven Studie an 182 HIV-Patienten signifikant reduzierte Uridinplasmaspiegel unter Therapie mit NRTI nachweisen, wobei insbesondere bei gleichzeitigem Vorliegen von chronischen Lebererkrankungen erniedrigte Uridinspiegel nachweisbar waren [211].

1.7 Fragestellung

Die Leber spielt eine zentrale Rolle im Uridinmetabolismus und bei der Aufrechterhaltung des Uridinplasmaspiegels. Bei CHC, CHB, ASH und NASH und kommt es unter anderem durch die Entwicklung oxidativen Stresses zu einer Schädigung der Mitochondrien in Hepatozyten und damit auch zu einer Beeinträchtigung der mitochondrialen Atmungskette. Bei CHC und CHB kommt es zu einer direkten Schädigung der hepatozytären Mitochondrien durch virale Proteine. Die Pyrimidin *de-novo* Synthese in der Leber ist von einer intakten Atmungskette abhängig. Bei Einschränkung der Mitochondrienfunktion, beispielsweise durch pharmakologische Blockade der Atmungskette, konnten verminderte Uridinplasmaspiegel nachgewiesen werden. In dieser Arbeit sollte untersucht werden, ob der Uridinplasmaspiegel bei chronischen Lebererkrankungen im Vergleich zu einem gesunden Kontrollkollektiv verändert ist. Die Uridinplasmaspiegel eines Kollektives bestehend aus Patienten mit CHC, CHB, AFLD und NAFLD und die eines gesunden Kollektives sollten dargestellt und miteinander verglichen werden. Bei CHC und CHB sollte der Einfluss der Viruslast auf den Uridinplasmaspiegel, bei der CHC zusätzlich noch der Einfluss des Genotyps untersucht werden. Der Einfluss von regelmäßigem Alkoholkonsum auf den Uridinplasmaspiegel sollte untersucht werden. Der Einfluss einer Leberfunktionseinschränkung und der Einfluss des Verlustes funktionellen Lebergewebes auf den Uridinplasmaspiegel sollte durch den Vergleich der Ergebnisse von Leberstanzbiopsien insbesondere im Hinblick auf Leberfibrose und -zirrhose untersucht werden. Da man bei der CHC, AFLD und NAFLD davon ausgeht, dass sich Steatohepatitis, Fibrose und Zirrhose auf dem Boden einer einfachen Steatose entwickeln kann, sollte mittels der Biopsien in diesen Kollektiven untersucht werden, ob es einen Unterschied hinsichtlich der Höhe des Uridinplasmaspiegels bei Steatose einerseits und bei Steatohepatitis andererseits gibt. Eine periphere und hepatische Insulinresistenz kann bei der Entwicklung einer Steatose und Steatohepatitis eine Rolle spielen, weshalb untersucht werden sollte, ob eine Koerkrankung mit Typ 2 Diabetes mellitus einen Einfluss auf den Uridinplasmaspiegel hat. Die Beziehungen des Uridinplasmaspiegels zu diversen, im Rahmen hepatischer Erkrankungen relevanter Laborparameter sollten betrachtet werden. Schliesslich sollte vor dem Hintergrund der Ergebnisse geklärt werden, ob der Uridinplasmaspiegel ein geeigneter Marker hinsichtlich chronischer Lebererkrankungen sein könnte.

2 Abkürzungen

AFLD	Alkoholische Fettleber (Alcoholic fatty liver disease)
ASH	Alkoholische Steatohepatitis
ATP	Adenosintriphosphat
BMI	Body Mass Index
CDT	Carbohydrate deficient Transferrin
CHB	Chronische Hepatitis B
CHC	Chronische Hepatitis C
CI	Konfidenzintervall
DHODH	Dihydroorotsäuredehydrogenase
DNA	Desoxyribonukleinsäure
GGT	γ-Glutamyl-Transferase
gMW	Mittel nach Berechnung der Kubikwurzel
GOT	Glutamat-Oxalat-Transaminase
GPT	Glutamat-Pyruvat-Transaminase
HBV	Hepatitis B Virus
HCV	Hepatitis C Virus
HDL	High density lipoprotein
HIV	Human Immunodeficiency Virus
LDL	Low Density Lipoprotein
Log	Logarithmus
max	Größter Wert
min	Kleinster Wert
MW	Mittelwert
M_w	Molekulargewicht
n	Anzahl
NAFLD	Nichtalkoholische Fettleber
NASH	Nichtalkoholische Steatohepatitis
RNA	Ribonukleinsäure
ROS	Reaktive Sauerstoffverbindungen (*reactive oxygen species*)
SD	Standardabweichung
SE	Standardfehler
ST	Standardabweichung
UDP	Uridindiphosphat
UMP	Uridinmonophosphat
UTP	Uridintriphosphat

3 Material, Methodik und Patienten

3.1 HPLC Methode zur Bestimmung von Uridin

Der Nachweis von Uridin in extrazellulären Flüssigkeiten durch eine Hochleistungsflüssigkeitschromatographie (*high performance liquid chromatography*, RP-HPLC) wurde erstmals 1981 beschrieben [212].

2004 wurde im wissenschaftlichen Labor des klinischen Schwerpunktes Hepatologie und Infektiologie der Universität Würzburg eine Methode entwickelt, um auch bei HIV-Patienten unter Therapie mit antiretroviralen Nukleosiden Uridinplasmaspiegel zuverlässig messen zu können [213]. Mit dieser Methode wurden die in dieser Arbeit verwendeten Uridinplasmaspiegel bestimmt.

3.1.1 Chemikalien und Reagenzien

Verwendet wurden: Uridin (1-β-D-Ribofuranosyluracil, $C_9H_{12}N_2O_6$, Mw: 244.2 g/mol) und Oxypurinol (3,7-Dihydro-H-Purin-2,6-dion; $C_5H_4N_4O_2$, Mw: 152.11 g/mol) als interner Standard, sowie Rinderserumalbumin, Acetonitril, Kaliumdihydrogenphosphat, Phosphorsäure, Natriumhydroxid und entmineralisiertes, destilliertes Wasser.

3.1.2 Chromatographiezubehör und Chromatographiebedingungen

Die chromatographischen Analysen wurden unter Verwendung der folgenden Geräte durchgeführt: Ein Beckmann-Coulter Gold HPLC System, ausgestattet mit einem Solvent Modul zur Lösungsmitteleinbringung (126 *solvent delivery modul*), einem Fotodiodenarray UV-Detektor (Model 168 NM), einem Autosampler (Model 508) und einem Säulenofen (Model *Jetstream* 2 plus). Die chromatographische Auftrennung erfolgte durch eine mit einer Vorsäule (LC 18 *security guard column*, No ICJO4282) ausgestatteten Aqua C18 5µ 125A-Säule der Firma Phenomenex. Die Eluierung erfolgte durch einen Kaliumphosphatpuffer (0.67 M, auf pH 4.0 eingestellt mit Acetonitril) sowie einer anschließenden Filterung durch eine 0.45 µm dicke Membran aus Zellulosenitrat (Schleicher & Schuell). Für den PDA-Detektor wurde eine Wellenlänge von 260 nm verwendet. Die Durchflussgeschwindigkeit der Säule betrug 0.2 mL/min, das eingebrachte Volumen aller Proben betrug 100 µL. Die Säulentemperatur wurde auf 30°C, die Temperatur des Autosamplers auf 4°C eingestellt. Zur Erfassung der Daten wurde die Beckman-Coulter 32 Karat Software benutzt.

3.1.3 Vorratslösungen

24.42 mg Uridin wurden in 0.67 M wässrige Kaliumdihydrogenphosphatlösung gegeben, um eine 1 M wässrige kaliumphosphatgepufferte Uridinlösung herzustellen. Diese Lösung wurde bei -20 °C gelagert und war für mindestens 3 Monate haltbar. Mit dieser Lösung wurden durch Verdünnung mit 0.67 M Kaliumdihydrogenphosphatlösung Arbeitslösungen hergestellt.

3.1.4 Herstellung des internen Standards

10 mg Oxypurinol wurden in 0.1 M wässrige Natriumhydrogenlösung gegeben, um eine 0.65 mM Oxypurinollösung herzustellen. Diese Lösung wurde bei 4 °C gelagert und war für mindestens 5 Monate haltbar.

3.1.5 Kalibrierung

5 g bovines Serumalbumin in 100 mL destilliertem Wasser ergaben eine 5% Lösung. Um die Eichkurve zu erstellen, wurden acht verschiedene Uridinkonzentrationen (0.25-100 µmol/L) in dieser Lösung gemessen. Diese acht Proben wurden am Tage der Versuchsdurchführung für jeden analytischen Durchlauf zweifach hergestellt.

3.1.6 Sammlung der Proben

Alle verwendeten Patientenproben wurden unter Verwendung von Standard Monovetten (Sarstedt) nach Aufklärung und Zustimmung der Patienten in der hepatologisch-infektiologischen Ambulanz der Universität Würzburg akquiriert. Die Blutentnahme fand in der Regel vormittags statt. Anschließend wurden die Proben zentrifugiert, das Serum bei 65 °C für eine Stunde inkubiert und schließlich bei -20 °C bis zur weiteren Analyse gelagert. Erythrozyten stellen ein beträchtliches Uridinreservoir dar. Zum Ausschluss einer Hämolyse der Proben wurden deshalb vor der Uridinbestimmung Haptoglobin- und Laktatdehydrogenasespiegel bestimmt [214]. Messergebnisse über 20 µmol/L Uridin wurden auch bei Nichtvorliegen von Hinweisen auf Hämolyse als Messfehler verworfen.

3.1.7 Probenbearbeitung

0.5 mL des Standards aus boviner Serumalbuminlösung und die Serumprobe wurden in 1.5 mL Mikrozentrifugenbehälter pipettiert, dann erfolgte die Zugabe von 30 µL der Oxypurinol-Lösung des internen Standards. Nach kurzem Zentrifugieren wurden zur Proteinausfällung 0.7 mL kaltes Acetonitril zugegeben, nochmals zentrifugiert und schließlich bei 4 °C inkubiert. Nach einer Stunde wurde für fünf Minuten zentrifugiert und anschließend der Überstand in einem 5 mL Reagenzglas unter Stickstoffstrom bei

40 °C getrocknet. Die Residuen brachte man wiederum mit 0.5 mL des 0.67 M Kaliumhydrogenphosphatpuffers in Lösung und gab sie bei 4 °C in die 100 µL *Vials* des Autosamplers.

3.1.8 Spezifität und Selektivität

Bei der verwendeten Messmethode wurde die eventuelle Beeinflussung der Messung durch andere in der Probe enthaltene Substanzen mit folgenden Stoffen untersucht: Abacavir, Adefovir, Allopurinol, Amprenavir, Ceftriaxon, Didanosin, Efavirenz, Fluconazol, Folsäure, Ganciclovir, Indinavir, Itraconazol, Lamivudin, Lopinavir, Methadon, Methotrexat, Nelfinavir, M8-Metabolite von Nelfinavir, Nevirapin, Oxazepam, Oxypurinol, Pyrazinamid, Ranitidin, Rifampicin, Ritonavir, Saquinavir, Lopinavir, Stavudin, Sulfamethoxazol, Sulfadoxin, Trimethoprim, Harnsäure, Zalcibatin und Zidovudin. Serumproben von Patienten, die die erwähnten Substanzen in einer festgesetzten Dosis einnahmen, wurden auf mögliche Interferenzen von Uridin und internem Standard untersucht. Dabei zeigten sich Messfehler bei regelmäßig Allopurinol einnehmenden Patienten, verursacht durch die endogene Umwandlung des Allopurinols zu Oxypurinol durch das Enzym Xanthinoxidase und der damit einhergehenden Störung des internen Standards. Aufgrund des Umstands, dass Allopurinol eine reduzierte Uridin *de-novo* Synthese verursacht [215], wurden Patienten, die Allopurinol einnahmen, von der Untersuchung ausgeschlossen. Alle anderen Substanzen, insbesondere die antiretroviralen Nukleoside, zeigten keine Interferenz mit Uridin oder dem internen Standard. Andere endogene Nukleoside (Adenosin, Cytidin, Guanosin und Thymidin) wurden auf gleiche Art und Weise wie die Kalibrierungsproben in Lösung gebracht und untersucht, wobei sich keine Beeinflussung von Uridin oder internem Standard feststellen ließ.

3.1.9 Präzision und Genauigkeit, Linearität und Reproduzierbarkeit

Die Tagesgenauigkeit und Präzision der Methode wurden ermittelt, indem man jeweils Messungen mit neun Serumproben durchführte, die mit zwei unterschiedlich konzentrierten Uridinlösungen (5 und 50 µmol/L) versetzt waren. *Intraday* und *Interday precision* wurden durch drei Proben mit zwei unterschiedlichen Uridinkonzentrationen von 5 und 50 µmol/L ermittelt. Diese Analysen wurden jeweils an acht unterschiedlichen Tagen durchgeführt. Damit ergab sich eine Tagesgenauigkeit von 2.1% bei 5 µmol/L und 2.2% bei 50 µmol/L. Die Zwischentagesvariabilität lag unter 3%, die Zwischentagesvariabilität unter 4%. Sämtliche Kalibrierungskurven zeigten sich linear im Bereich zwischen 0.25 und 100 µmol/L. Die Reproduzierbarkeit gemessener Uridinkonzentrationen von 0.25, 1, 5, 50 und 100 µmol/L konnte mit 95.0 ± 5.3% angegeben werden.

3.1.10 Nachweisgrenzen und Stabilität

Die qualitative untere Nachweisgrenze wurde bei einer Konzentration von 0.05 µmol/L bestimmt, die quantitative untere Nachweisgrenze lag bei 0.25 µmol/L. Die obere Grenze der messbaren Uridinkonzentrationen wurde auf 100 µmol/L festgelegt.

Uridin bleibt bei 4°C mindestens für 24 Stunden und bei -20°C für mindestens 30 Tage stabil.

3.2 Patientenkollektiv und Beobachtungszeitraum

In der hepatologisch-infektiologischen Ambulanz der Universität Würzburg finden pro Jahr fast 3700 Konsultationen statt. Das Spektrum der Erkrankungen reicht von einer Vielzahl hepatologischer Erkrankungen wie infektiöse Hepatitiden, Autoimmun- und Speichererkrankungen mit Beteiligung der Leber, sowie Leberzirrhose unterschiedlichster Genese bis zur chronischen HIV-Infektion. Zur Untersuchung des Uridinplasmaspiegels bei chronischen Lebererkrankungen kamen aufgrund der Fallzahlen in erster Linie Patienten mit der Diagnose CHC, CHB, alkoholische und nichtalkoholische Lebererkrankung in Frage. Bei Patienten mit diesen Diagnosen wurden von 03/2004 bis zum 04/2004 und von 01/2005 bis zum 07/2005 in der hepatologisch-infektiologischen Ambulanz Proben zur Uridinbestimmung entnommen. Die Blutentnahmen fanden in der Regel am Vormittag statt. Die Patienten waren gebeten worden, ab dem Spätabend vor der geplanten Blutentnahme nüchtern zu bleiben. Patienten, die regelmäßig Allopurinol, Calziumantagonisten oder Barbiturate einnahmen, wurden aufgrund der Beeinflussung des Uridinplasmaspiegels oder der Messung des Uridinplasmaspiegels durch diese Substanzen aus der Untersuchung ausgeschlossen [215, 44, 45]. Patienten mit einem gemessenen Uridinplasmaspiegel von über 20 µmol/L wurden aufgrund des zu hohen Wertes retrospektiv ebenfalls ausgeschlossen.

Aus dem Patientenkollektiv wurden a priori vier Gruppen gebildet, die durch die folgenden Ein- und Ausschlusskriterien definiert wurden:

3.2.1 Kontrollgruppe

Die Kontrollgruppe bestand aus 14 Patienten, bei welchen keine chronische Lebererkrankung bestand.

3.2.2 Chronische HCV-Infektion
Einschlusskriterium war ein positiver Virusnachweis über mindestens sechs Monate. Auschlusskriterium war eine gleichzeitig bestehende chronische HBV-Infektion.

3.2.3 Chronische HBV-Infektion
Einschlusskriterium war ein positiver Virusnachweis über mindestens sechs Monate. Auschlusskriterium war eine gleichzeitig bestehende chronische HCV-Infektion.

3.2.4 Alkoholische und Nichtalkoholische Lebererkrankung
Haupteinschlusskriterium für diese Gruppe war eine sonographisch festgestellte Parenchymverdichtung im Sinne einer Steatosis hepatis und/oder eine bioptisch erfasste Lebersteatose bei ausgeschlossenen anderweitigen chronischen Lebererkrankungen wie CHC und/oder CHB sowie Autoimmun- oder Speichererkrankungen mit Beteiligung der Leber. Eine eindeutige Differenzierung in alkoholische und nichtalkoholische Lebererkrankung unterblieb in dieser Diagnosegruppe. Der Alkoholkonsum wurde diagnoseübergreifend auch in den Diagnosegruppen CHC und CHB untersucht.

3.2.5 Erhobene Daten
Bei den Personen der gesunden Kontrollgruppe wurden außer dem gemessenen Uridinplasmaspiegel folgende weitere Daten retrospektiv aus den Krankenakten erhoben:
- Alter
- Geschlecht
- BMI
- Alkoholanamnese
- Klinisch-chemische und hämatologische Laborparameter

Folgende Daten wurden retrospektiv für die Diagnosegruppen CHC und CHB erhoben:
- Viruslast
- HCV-Genotyp
- Antivirales Therapieregime (PEG-Interferon/Ribavirin bei CHC und Lamivudin bei CHB)
- Dauer der Erkrankung vom Zeitpunkt der Diagnosestellung bis zum Zeitpunkt der Uridinbestimmung
- Dauer der antiviralen Therapie bis zum Zeitpunkt der Uridinbestimmung.

Die Bestimmungen zu Viruslast und Genotyp wurden sämtlich im Institut für Virologie und Immunbiologie der Universität Würzburg durchgeführt.

Für alle drei Diagnosegruppen wurden die folgenden Daten retrospektiv erhoben:
- Alter
- Geschlecht
- BMI
- Sonographische Angaben zur Lebersteatose
- Sonographische Angaben zur Leberzirrhose
- Child-Pugh-Index
- Diabetes mellitus Typ 2

Die Einteilung der sonographisch erhobenen Befunde nach Schweregraden erfolgte durch den die Sonographie durchführenden Untersucher.

Von den histopathologischen Daten der Leberbiopsien wurden folgende Kategorien in die Untersuchung mit einbezogen:
- Staging
- Grading
- Ausmaß der Steatose

Biopsie- und Sonographiebefunde, die zeitlich länger als sechs Monate vom Zeitpunkt der Probenentnahme zur Uridinmessung entfernt waren, wurden bei der Auswertung nicht berücksichtigt.

Eine sonographisch relativ vermehrte Echogenität des Leberparenchyms wurde im Sinne einer Steatosis hepatis gewertet. Bei Zusammenfassung der bioptischen und sonographischen Befunde wurde eine leichte Leberverfettung angenommen, wenn sich bei mindestens einer der Untersuchungsmethoden ein Befund im Sinne einer leichten Steatosis hepatis hatte feststellen lassen und in keiner der Untersuchungsmethoden eine deutliche Leberverfettung zu verzeichnen war. Eine deutliche Leberverfettung wurde angenommen, wenn mindestens eine der Untersuchungsmethoden eine deutliche Steatosis hepatis erbrachte.

Folgende klinisch-chemische und hämatologische Parameter wurden näher betrachtet:

- Cholinesterase
- GOT
- GPT
- GGT
- Gesamtbilirubin
- Albumin
- Quick
- Glukose
- Hb_{A1c}
- Triglyzeride
- Cholesterin
- LDL
- HDL
- CDT
- MCV

Die Messungen dieser Parameter erfolgten sämtlich im Zentrallabor der Universität Würzburg. Die Proben zur Uridinmessung und zur Bestimmung der hämatologischen und serologischen Laborwerte wurden zum selben Zeitpunkt entnommen.

Weiterhin wurde der Versuch einer Evaluierung des Alkoholkonsums der in die Untersuchung eingeschlossenen Patienten unternommen. Dabei wurde nach der Regelmäßigkeit des Alkoholgenusses und der täglich konsumierten Menge gefragt.

Ein Liter Wein enthält durchschnittlich 84 bis 104 Gramm reinen Alkohol mit einem Mittelwert von 94 Gramm. Demnach enthält ein Viertel Liter Wein im Mittel 23.5 Gramm reinen Alkohol. Ein halber Liter Bier beinhaltet etwa 20 Gramm Ethanol [216]. Auf dieser Grundlage wurde bei der Befragung zum täglichen Alkoholkonsum in *drinks* pro Tag bei einem *drink* von einem Viertelliter Wein oder einem halben Liter Bier, also insgesamt von 20 bis 25 Gramm reinen Alkohols ausgegangen. Die Patientenzusammensetzung der jeweiligen Befundgruppen variieren je nachdem, ob die entsprechenden Befunde des einzelnen Patienten verfügbar bzw. überhaupt erhoben worden waren.

3.3 Statistische Methoden

Bei dieser Arbeit handelt es sich um eine retrospektive, deskriptiv projektierte Studie.

Zur Überprüfung auf Gaußsche Normalverteilung der Uridinwerte wurde die Probitdarstellung mit den Grenzen nach Lillefors verwendet.

Für eine Korrelation mussten die verwendeten Werte mindestens eine Rangreihenfolge haben; aus diesem Grund war es beispielsweise nicht möglich, Zirrhoseschweregrade und Diagnosen zu korrelieren. Als Ergebnis einer Korrelation wurden in der Regel ein bis zwei Zahlen angegeben: Der p-Wert, der bei unter 0.05 als signifikant bezeichnet wurde. Die p-Werte wurden mit Stern-Symbolen gekennzeichnet: $p < 0.05$ mit *, ?? p < 0.01 mit ** und $p < 0.001$ mit ***. Die p–Werte stellen keine Irrtumswahrscheinlichkeiten dar, sondern dienen zur Beurteilung und zum Vergleich der verschiedenen Testergebnisse. Ferner wurde der Korrelationskoeffizient angegeben, eine Zahl zwischen +1 und -1. Je näher dieser an +1 oder -1 liegt, desto enger ist die Abhängigkeit der beiden Messungen. 0 besagt, dass keinerlei Abhängigkeit bestand. Bei negativem Korrelationskoeffizienten handelte es sich um eine gegensinnige Abhängigkeit.

Zur Beschreibung der Abhängigkeit zwischen zwei klassifizierten Variablen wurde der Chi-Quadrat-Test nach der Maximum-Likelihood-Methode berechnet. Bei zu geringen Erwartungswerten wurde bei einer 4-Felder-Tafel der exakte Chi-Quadrat-Test nach Fisher und Yates verwendet, und bei größeren Tafeln der exakten Chi-Quadrat-Test nach Mehta und Patel. Mit dem U-Test nach Mann und Whitney wurde ein Messwert zwischen zwei Gruppen verglichen, wenn keine Gaußsche Normalverteilung der Messwerte angenommen werden konnte. Wenn eine Gaußsche Normalverteilung der Messwerte angenommen wurde, wurde stattdessen der unverbundene t-Test verwendet. Bei Fallzahlen unter 20 Patienten erfolgte die Berechnung statt mit dem gewöhnlichen, approximativen U-Test mit dem exakten U-Test. Die einfaktorielle Rangvarianzanalyse nach Kruskal und Wallis ersetzte den U-Test, wenn drei oder mehr Gruppen zu vergleichen waren. Ferner wurde die Spearmansche Rangkorrelation mit dem Korrelationskoeffizienten rho (ρ) verwendet. Diese setzte voraus, dass nicht zu viele Rangbindungen, das heißt zu viele gleiche Werte vorkamen. Die weiterhin verwendete Kendallsche Rangkorrelation mit dem Korrelationskoeffizienten tau (τ) ist unempfindlich gegenüber Rangbindungen, war aber auch der schwächste der verwendeten Tests.

Die verwendete multiple Regression ist ein Verfahren zur Beschreibung des Einflusses von mehreren Prediktoren auf ein Kriterium, in dieser Arbeit beispielsweise des Einflusses der jeweiligen Diagnosen auf den Uridinplasmaspiegel. Die multiple Regression ist die Erweiterung der linearen Regression, die durch schrittweise Hinzunahme weiterer Variablen jeweils eine Erweiterung erfährt. Es werden solange Prediktoren hinzugenommen, bis eine bestimmte vorgegebene Prediktorenzahl oder ein bestimmter p-Wert erreicht ist. Das Ergebnis ist eine Schätzformel zur Voraussage eines Wertes des Kriteriums, dessen Prediktorvariablen aber bereits bekannt sind. Zu dem Ergebnis gehört der multiple Korrelationskoeffizient R und ein dazugehöriger p-Wert, die zur Abschätzung der Abhängigkeit des Kriteriums von dem jeweiligen Prediktoren und damit zur Beurteilung der Güte der Vorhersage durch die Schätzgleichung dienen. Die verwendeten Prädiktorvariablen mussten im Gesamtkollektiv normalverteilt sein. Auch dichotomisierte Prädiktorvariablen, wie beispielsweise „Alkoholkonsum ja/nein" wurden verwendet, allerdings mussten die Uridinwerte dann für alle Kombinationen der dichotomisierten Prädiktorvariablen normalverteilt und varianzhomogen sein. Um diese Voraussetzungen zu erfüllen und auch für nichtnormalverteilte Variablen eine Normalverteilung zu erreichen, wurden diese mathematisch transformiert, das heißt es wurde entweder ein Logarithmus gebildet oder eine Wurzel gezogen. Im Falle kodierter Werte, wie etwa „Diagnose", wurde die Variable in eine Reihe von 0-1-Variablen umkodiert. Probanden, bei denen mehr als die Hälfte der Variablen fehlte, wurden nicht für die multiple Regression verwendet; bei den übrigen wurden die fehlenden Werte durch den Mittelwert aller anderen ersetzt.

4 Ergebnisse

4.1 Diagnosegruppen

Das untersuchte Gesamtkollektiv bestand aus 144 Patienten. Es setzte sich zu 48% aus Patienten mit chronischer Hepatitis C zusammen, zu 26% aus Patienten mit chronischer Hepatitis B, zu 17% aus Patienten mit alkoholischer oder nichtalkoholischer Leberverfettung sowie aus einer Kontrollgruppe von 10% der Patienten, bei der keine Lebererkrankungen vorlagen.

Diagnosegruppen	Anzahl	%
Kontrollgruppe	14	9.7 %
Chronische Hepatitis C	69	47.9 %
Chronische Hepatitis B	37	25.7 %
Alkoholische/Nichtalkoholische Leberverfettung	24	16.7 %
Gesamt	144	100.0 %

Tabelle 1. Diagnosegruppen. Anzahl und Prozentsatz der Patienten.

4.2 Demographie

Von den 144 Patienten waren 91 männlich (63%) und 53 weiblich (37%). Im Mittel waren die Patienten 43.4 ± 13.7 Jahre alt (Spanne 19 bis 75 Jahre), mit einem mittleren BMI von 26.4 ± 4.5 kg $\times$ m^{-2} (Spanne 11.9 bis 42.3 kg $\times$ m^{-2}). Der niedrigste Wert wurde bei einem sehr kachektischen Patienten gesehen, der zweitniedrigste BMI betrug 18.8 kg $\times$ m^{-2}. Weder bei Betrachtung des Alters noch des BMI waren hinsichtlich der Geschlechterverteilung Unterschiede zu erkennen.

4.2.1 Diagnose und Demographie

Die Patienten mit alkoholischer/nichtalkoholischer Leberverfettung waren signifikant älter (p = 0.035). Im Weiteren ergaben sich keine wesentlichen weiteren Zusammenhänge zwischen Diagnosegruppen und der Demographie.

Diagnosegruppen	Alter [Jahre]			p
	Anzahl	MW	ST	
keine (Kontrollgruppe)	14	44	18	
CHC	69	42	13	0.035*
CHB	37	41	14	
AFLD/NAFLD	24	50	10	

Tabelle 2. Diagnosegruppen und Alter.

4.3 Uridinplasmaspiegel

Der Mittelwert aller Uridinmessungen betrug 6.32 ± 2.03 µmol/L, der Median aller Uridinmessungen betrug 6.10 (68%-CI = 4.30 bis 8.30) mit einer Spanne von 2.33 bis 13.48 µmol/L. Die Messungen der Uridinplasmaspiegel waren nicht normalverteilt, folgten aber nach Transformation durch Ziehen der dritten Wurzel sehr gut einer Gaussschen Normalverteilung.

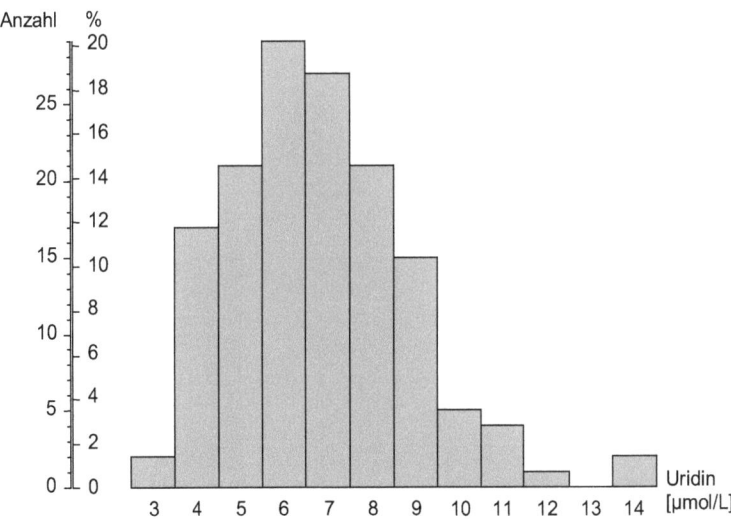

Abbildung 3. Uridinplasmaspiegel - Anzahl und Prozentsatz im Gesamtkollektiv.

4.3.1 Diagnosegruppen und Uridinplasmaspiegel

Die Untersuchung des Uridinplasmaspiegels vor dem Hintergrund der einzelnen Diagnosegruppen ergab einen signifikant niedrigeren Spiegel in den Gruppen CHC, CHB und ALFD/NALFD im Vergleich zur gesunden Kontrollgruppe (p= 0.001). Zwischen den Gruppen CHC, CHB und ALFD/NALFD ergaben sich beim Vergleich der Uridinplasmaspiegel keine signifikanten Unterschiede (p = 0.16).

Lebererkrankung	Uridin [µmol/L]			p
	Anzahl	MW	ST	
keine (Kontrollgruppe)	14	8.09	1.68	
CHC	69	5.85	1.93	0.0010*
CHB	37	6.20	1.83	
AFLD/NAFLD	24	6.80	2.24	
Gesamt	144	6.32	2.03	–

Tabelle 3. Diagnosegruppen und Uridinplasmaspiegel. Für die Gruppen CHC, CHB, AFLD/NAFLD ist p = 0.16.

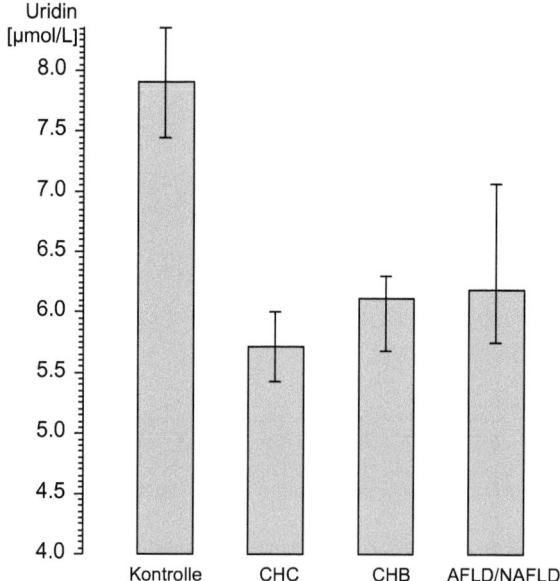

Abbildung 4. Uridinplasmaspiegel bei den Diagnosegruppen CHC, CHB, AFLD/NAFLD und der Kontrollgruppe. Dargestellt ist der Median mit dem 68%-Konfidenzintervall des Medians.

4.3.1.1 Demographie und Uridinplasmaspiegel

Sowohl im Gesamtkollektiv als auch in den Einzelkollektiven der Diagnosegruppen zeigten sich keine signifikanten Zusammenhänge zwischen den gemessenen Uridinplasmaspiegeln und Patientenalter, Patientengeschlecht oder BMI.

4.3.2 Chronische Hepatitis C und Uridinplasmaspiegel
4.3.2.1 Erkrankungsdauer und Uridinplasmaspiegel
Keine signifikanten Beziehungen fanden sich bei der Untersuchung von CHC Erkrankungsdauer und Uridinplasmaspiegel (tau = -0.019, p = 0.85).

4.3.2.2 HCV-Viruslast und Uridinplasmaspiegel
Kein Zusammenhang zeigte sich bei der Betrachtung von HCV-Viruslast und Uridinplasmaspiegel (tau = -0.059, p = 0.57). Allerdings zeigten 4 Patienten mit einer Viruslast unter 10^4 *copies*/mL einen Uridinplasmaspiegel von mehr als 6 µmol/L; bei höheren Viruslasten zeigten dies jedoch nur 15 (37%) der verbleibenden 41 Patienten (p = 0.026*).

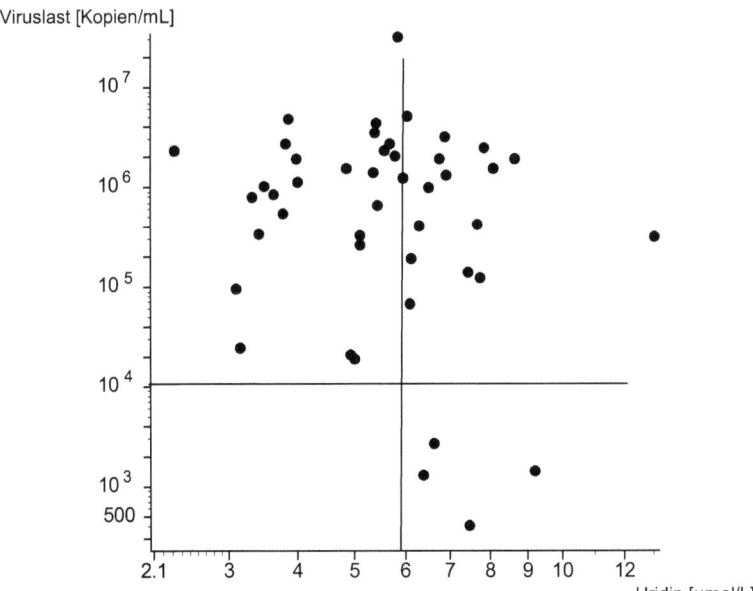

Abbildung 5. HCV-Viruslast und Uridinplasmaspiegel bei CHC. Jeder Punkt stellt einen Patienten mit chronischer Hepatitis C dar.

4.3.2.3 Antivirale Therapie, HCV-Genotyp und Uridinplasmaspiegel
Die 10 CHC Patienten mit einer Interferon 2a/b- und Ribavirintherapie weisen im Vergleich zu den 58 CHC Patienten, die keine derartige Therapie erhielten, keine signifikant verschiedenen Uridinplasmaspiegel auf (p = 0.26). Hinsichtlich der Infektion mit den unterschiedlichen HCV-Genotypen 1b, 3a und den in einer Gruppe zusammenge-

fassten Genotypen 1, 1a, 2, 3 ergaben sich ebenfalls keine signifikant verschiedenen Uridinplasmaspiegel (p = 0.51).

		\multicolumn{3}{c}{Uridin [µmol/L]}	
		Anzahl	MW	ST	p
Interferon/Ribavirin	nein	58	5.68	1.85	0.26
	ja	10	6.52	2.12	
HCV-Genotyp	1b	26	5.58	2.09	
	3a	21	5.98	1.72	0.51
	1,1a, 2, 3	20	5.91	2.02	

Tabelle 4. Interferon/Ribavirintherapie und Uridinplasmaspiegel, HCV-Genotyp und Uridinplasmaspiegel.

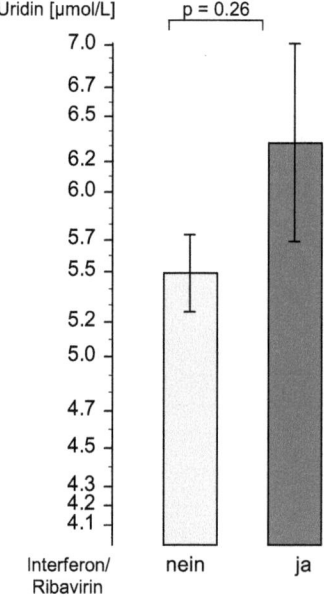

Abbildung 6. Interferon/Ribavirintherapie und Uridinplasmaspiegel bei CHC. Die Säulen stellen Mittelwert und Standardabweichung des Mittelwertes der zwei Gruppen dar. Die Uridinwerte sind mit der Kubikwurzel transformiert.

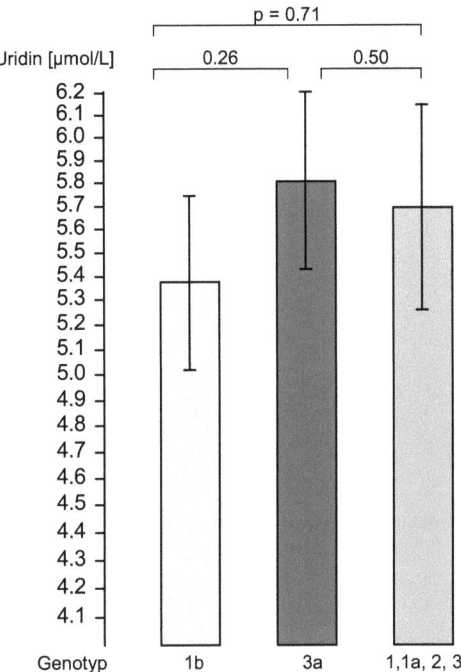

Abbildung 7. HCV-Genotyp und Uridinplasmaspiegel bei CHC. Die Säulen stellen Mittelwert und Standardabweichung des Mittelwertes in den drei Gruppen dar. Die Uridinwerte sind mit der Kubikwurzel transformiert.

4.3.3 Chronische Hepatitis B und Uridinplasmaspiegel

Keine signifikanten Beziehungen zeigten sich bei der Analyse der Uridinplasmaspiegel im Hinblick auf die HBV-Viruslast ($p = 0.91$), die Lamivudintherapie ($p = 0.83$) und die Dauer der Lamivudintherapie ($p = 0.18$).

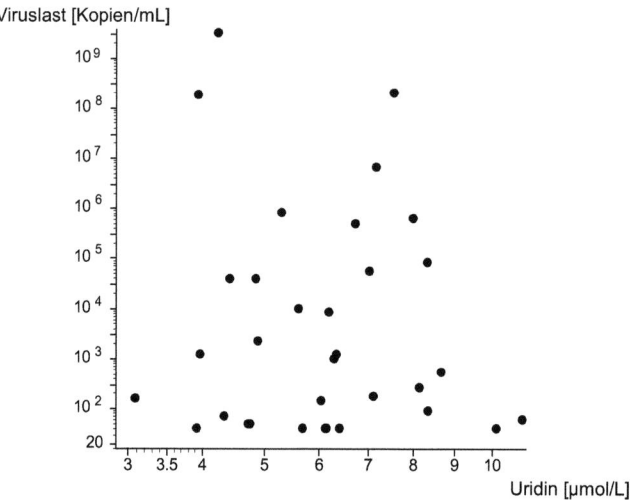

Abbildung 8. HBV-Viruslast und Uridinplasmaspiegel bei CHB. Jeder Punkt stellt einen Patienten mit CHB dar.

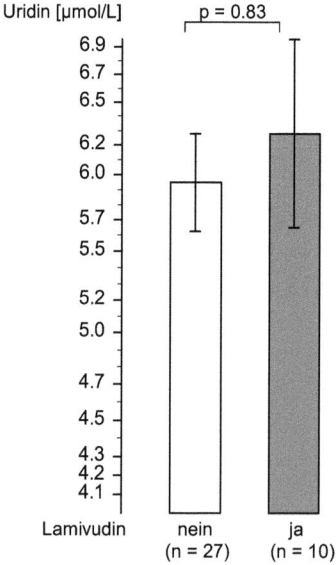

Abbildung 9. Lamivudintherapie und Uridinplasmaspiegel bei CHB. Die Säulen stellen Mittelwert und Standardabweichung des Mittelwertes in den beiden Gruppen dar. Die Uridinwerte sind mit der Kubikwurzel transformiert.

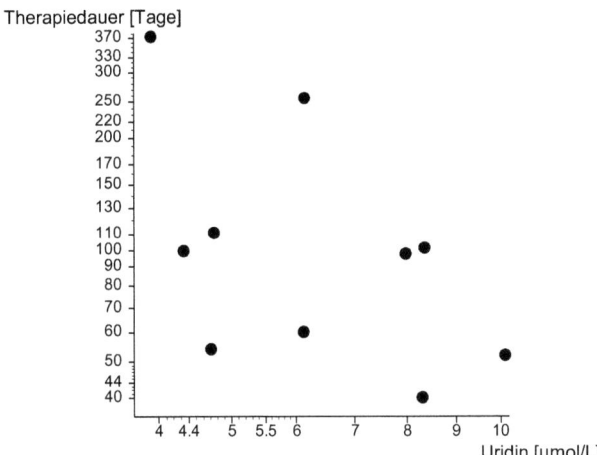

Abbildung 10. Dauer der Lamivudintherapie und Uridinplasmaspiegel bei CHB. Jeder Punkt stellt einen Patienten mit chronischer Hepatitis B dar.

4.3.4 Chronischer Alkoholkonsum und Uridinplasmaspiegel

Im Gesamtkollektiv hatten die Personen, die regelmäßigen Alkoholkonsum angaben, einen mittleren Uridinplasmaspiegel von 6.07 ± 1.87 µmol/L, und diejenigen Patienten, die einen regelmäßigen Alkoholkonsum verneinten, 6.52 ± 2.15 µmol/L (p = 0.26). Keine Angaben zu seinem Alkoholkonsum machte ein Patient. Nach Aufteilung des Gesamtkollektivs nach Diagnosegruppen, Steatose und Zirrhose ergaben sich ebenfalls keine signifikanten Zusammenhänge.

	Regelmäßiger Alkoholkonsum	Uridin [µmol/L]			
		Anzahl	MW	ST	p
Alle	ja	68	6.07	1.87	0.26
	nein	75	6.52	2.15	
CHC	ja	33	5.58	1.48	0.64
	nein	35	6.03	2.25	
CHB	ja	14	6.25	2.12	0.84
	nein	23	6.18	1.68	
AFLD/NAFLD	ja	14	6.47	2.47	0.23
	nein	10	7.28	1.88	
Steatosis hepatis histol. und sonogr.	ja	28	5.42	1.20	0.07
	nein	46	6.34	2.08	
Leberzirrhose sonographisch	ja	18	5.61	1.59	0.79
	nein	12	5.66	2.08	

Tabelle 5. Regelmäßiger Alkoholkonsum und Uridinplasmaspiegel. Aufteilung nach Diagnosegruppe und nach sonographischem/histopathologischem Leberbefund.

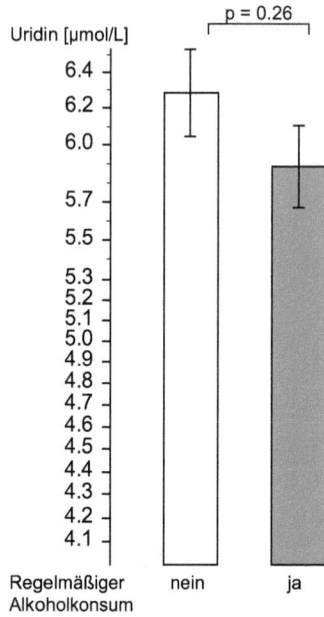

Abbildung 11. Regelmäßiger Alkoholkonsum und Uridinplasmaspiegel im Gesamtkollektiv. Die Säulen stellen Mittelwert und Standardabweichung des Mittelwertes in den drei Gruppen dar. Die Uridinwerte sind mit der Kubikwurzel transformiert.

Die Anzahl der konsumierten *drinks* pro Tag zeigte im Gesamtkollektiv keine Zusammenhänge zum Uridinplasmaspiegel (tau = -0.103, p = 0.13). Bei der Untersuchung der Diagnosegruppen CHC, CHB, AFLD/NAFLD, Steatosis hepatis und Leberzirrhose ergaben sich diesbezüglich ebenfalls keine signifikanten Korrelationen. Bei 45 Patienten war die durchschnittliche Anzahl der *drinks* pro Tag nicht erfragt worden.

	Korrelation Anzahl drinks pro Tag mit Uridinplasmaspiegel		
	Anzahl	tau	p
CHC	47	-0.115	0.25
CHB	28	-0.041	0.76
AFLD/NAFLD	16	-0.231	0.21
Leberzirrhose	31	0.079	0.60
Steatosis hepatis	60	-0.148	0.10
alle	99	-0.103	0.13

Tabelle 6. Anzahl drinks pro Tag und Uridinplasmaspiegel.

Sowohl bei der Einteilung der Patienten nach der Quantität des Alkoholkonsums in 3 Gruppen ergaben sich keine signifikant unterschiedlichen Uridinplasmaspiegel im Gesamtkollektiv als auch bei Einteilung in die verschiedenen Diagnosegruppen, nach Steatosis hepatis und nach Leberzirrhose.

drinks pro Tag	Uridin [µmol/L]			Uridin, nach Transformation durch Ziehen der Kubikwurzel
	Anzahl	MW	ST	
0	73	6.47	2.16	6.23
0.5 – 2	19	5.81	1.53	5.69
2.5 – 15	7	5.49	1.09	5.43

Tabelle 7. Anzahl drinks pro Tag und Uridinplasmaspiegel. Die letzte Spalte bezieht sich auf Abbildung 13.

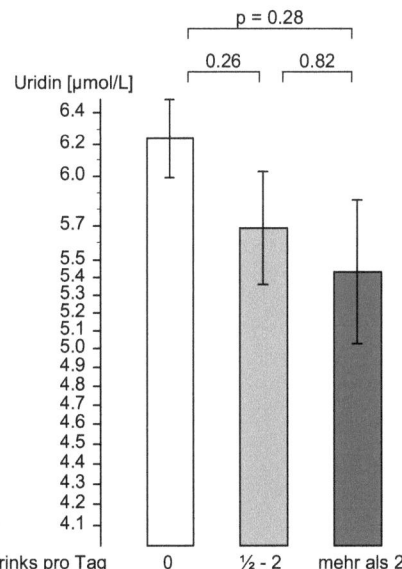

Abbildung 12. Anzahl drinks pro Tag und Uridinplasmaspiegel. Die Säulen stellen Mittelwert und Standardabweichung des Mittelwertes in den drei Gruppen dar. Die Uridinwerte sind mit der Kubikwurzel transformiert.

Auch bei der Einteilung der Quantität des konsumierten Alkohols in Diagnosegruppen, Steatosis hepatis und Leberzirrhose ergaben sich keine signifikanten Zusammenhänge.

	drinks / Tag	Uridin [µmol/L]			p
		Anzahl	MW	ST	
CHC	0 – 1	42	5.83	2.07	0.63
	2 – 5	5	5.32	2.00	
CHB	0 – 1	24	6.10	1.69	0.78
	1.5 – 3.5	4	6.29	1.62	
AFLD/NAFLD	0 – 1	11	6.81	1.84	0.43
	1.5 – 15	5	6.39	1.21	
Steatosis hepatis	0 – 1	55	6.08	1.96	0.90
histologisch und sonographisch	1.5 – 15	5	6.01	1.78	
Leberzirrhose	0 – 1	12	5.66	2.08	0.60
sonographisch	1.5 – 15	11	5.84	1.54	
gesamt	0 – 1	84	6.29	2.07	0.97
	1.5 – 15	15	6.14	1.67	

Tabelle 8. Anzahl drinks pro Tag und Uridinplasmaspiegel bei den einzelnen Diagnosegruppen, Steatosis hepatis und Leberzirrhose.

Ebenfalls keine signifikanten Beziehungen ergaben sich bei der Korrelation des Uridinplasmaspiegels mit CDT (tau = 0.057, p = 0.54), oder MCV (tau = -0.029, p = 0.61).

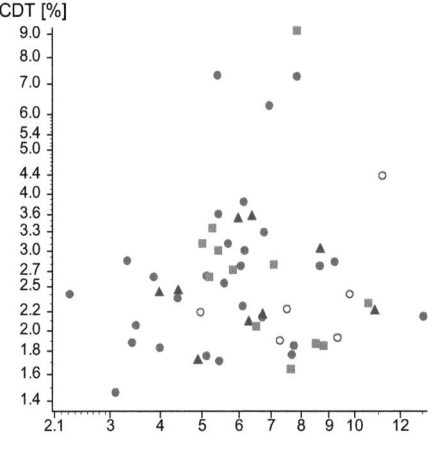

Abbildung 13. CDT und Uridinplasmaspiegel. Jeder Punkt stellt einen Patienten dar und ist nach dessen Diagnosegruppe markiert: O = Kontrollgruppe, ● = CHC, = CHB, ■ = AFLD/NAFLD.

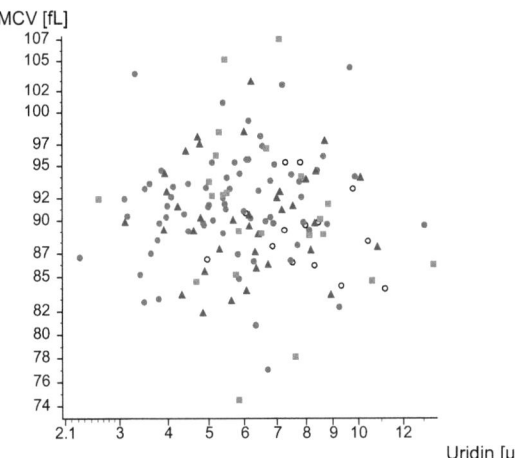

Abbildung 14. MCV und Uridinplasmaspiegel. Jeder Punkt stellt einen Patienten dar und ist nach dessen Diagnosegruppe markiert: O = Kontrollgruppe, ● = CHC,   = CHB, ■ = AFLD/NAFLD.

4.3.5 Diabetes mellitus Typ 2 und Uridinplasmaspiegel

Bei den 12 Personen mit Diabetes mellitus Typ 2 wurde im Mittel ein Uridinplasmaspiegel von 6.54 ± 1.66 µmol/L gemessen. Bei den 132 Personen ohne Diabetes mellitus wurde ein Mittelwert von 6.30 ± 2.07 mol/L gemessen. Der Unterschied zeigte sich mit p = 0.83 nicht signifikant. Auch bei der jeweiligen Korrelation der Hb_{A1c} Konzentration und der Glukosekonzentration mit dem Uridinplasmaspiegel ergaben sich keine signifikanten Zusammenhänge. Bei getrennter Untersuchung hinsichtlich der einzelnen Diagnosegruppen, nach Lebersteatose und Leberzirrhose ergaben sich ebenfalls keine signifikanten Zusammenhänge.

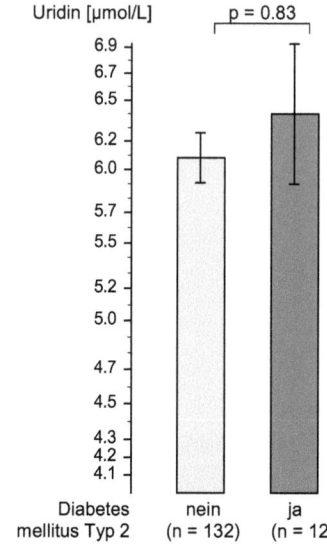

Abbildung 15. Diabetes mellitus und Uridinplasmaspiegel. Die Säulen stellen Mittelwert und Standardabweichung des Mittelwertes in den beiden Gruppen dar. Die Uridinwerte sind mit der Kubikwurzel transformiert.

	Korrelation mit Uridinplasmaspiegel		
	Anzahl	tau	p
Hb_{A1c}	10	-0.067	0.79
Glukose	133	-0.002	0.98

Tabelle 9. Hb_{A1c}-Konzentration, Glukosekonzentration und Uridinplasmaspiegel.

	Korrelation mit Uridinplasmaspiegel										
	Kontrollgruppe			CHC			CHB			AFLD/NAFLD		
	n	tau	p	n	tau	p	n	tau	p	n	tau	p
HbA1c	2	-	-	4	-0.67	0.17	3	0.33	0.60	1	-	-
Glukose	14	0.04	0.82	61	-0.07	0.40	36	0.01	0.90	22	0.08	0.59

Tabelle 10. Hb_{A1c}-Konzentration, Glukosekonzentration und Uridinplasmaspiegel.

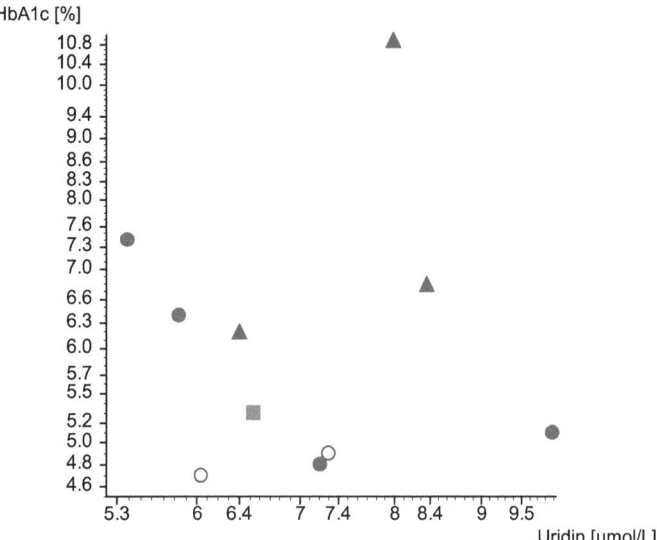

Abbildung 16. Hb$_{A1c}$-Konzentration und Uridinplasmaspiegel. Jeder Punkt stellt einen Patienten dar. O = Kontrollgruppe, ● = CHC, = CHB, ■ = AFLD/NAFLD.

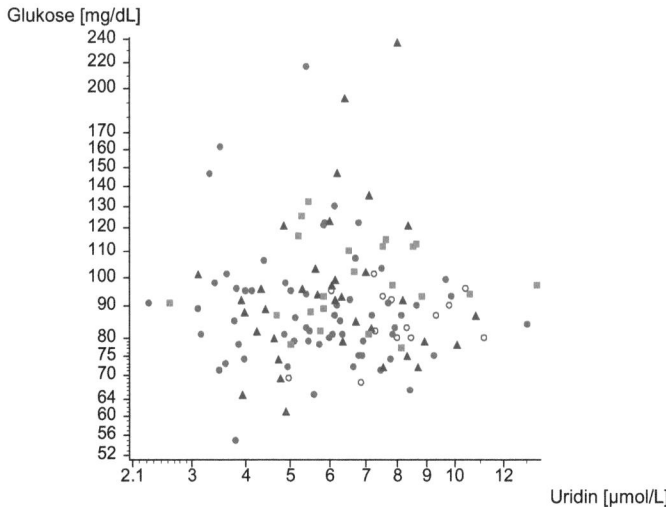

Abbildung 17. Glukosekonzentration und Uridinplasmaspiegel. Jeder Punkt stellt einen Patienten dar. O = Kontrollgruppe, ● = CHC, = CHB, ■ = AFLD/NAFLD.

4.3.6 Sonographischer/histopathologischer Leberbefund und Uridinplasmaspiegel

4.3.6.1 Lebersteatose und Uridinplasmaspiegel

Bei Untersuchung der Zusammenhänge des Uridinplasmaspiegels mit dem Auftreten beziehungsweise mit der Ausprägung einer Lebersteatose zeigten sich folgende Ergebnisse: Die sonographisch erhobenen Daten zur Lebersteatose zeigten keine signifikanten Zusammenhänge mit dem Uridinplasmaspiegel. Bei histologisch evaluierter Steatosis hepatis zeigte sich der mittlere Uridinplasmaspiegel bei deutlicher Steatose im Vergleich zu leichter Steatose signifikant erhöht (p = 0.011*). Bei Kombination der sonographischen und histopathologischen Befunde hinsichtlich Lebersteatose ergaben sich keine signifikanten Korrelationen mit dem Uridinplasmaspiegel.

Steatosis hepatis		Uridin [µmol/L]			
		Anzahl	MW	ST	p
Sonographie und Histologie	keine	34	6.70	2.20	
	leicht	74	5.99	1.84	0.16
	deutlich	32	6.58	2.22	
Sonographie	keine	37	6.66	2.11	
	leicht	73	6.08	1.91	0.30
	deutlich	29	6.41	2.25	
Histologie	keine	22	5.58	1.58	
	leicht	22	6.04	2.59	0.011*
	deutlich	6	8.34	1.56	

Tabelle 11. Steatosis hepatis und Uridinplasmaspiegel.

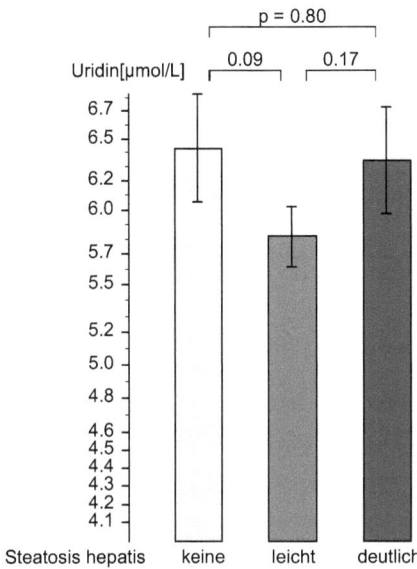

Abbildung 18. Uridinplasmaspiegel und Steatosis hepatis, Sonographie und Histologie. Die Säulen stellen Mittelwert und Standardabweichung des Mittelwertes in den drei Gruppen dar. Die Uridinwerte sind mit der Kubikwurzel transformiert.

Die Untersuchung des Uridinplasmaspiegels bei Patienten mit Lebersteatose auf mögliche Zusammenhänge mit den Konzentrationen der Leberenzyme GOT, GPT und GGT ergab keine signifikanten Zusammenhänge. Leichte und deutliche Lebersteatose wurden dabei zusammengenommen.

			Korrelation mit Uridin	
		Anzahl	rho	p
Steatosis hepatis	GOT	72	-0.032	0.79
	GPT	72	-0.069	0.57
	GGT	70	-0.043	0.72

Tabelle 12. GOT, GPT, GGT und Uridinplasmaspiegel bei Steatosis hepatis.

Auch in den einzelnen Diagnosegruppen ergaben sich bei der jeweiligen Untersuchung des Uridinplasmaspiegels mit den kombinierten Ergebnissen aus Sonographie und Histopathologie hinsichtlich Lebersteatose keine signifikanten Ergebnisse.

	Steatosis hepatis	Uridin [µmol/L]			
		Anzahl	MW	ST	p
CHC	leicht	43	5.86	2.04	
	deutlich	12	5.97	1.86	0.88
	keine	12	5.53	1.55	
CHB	leicht	21	6.12	1.70	
	deutlich	6	6.39	1.21	0.92
	keine	10	6.27	2.46	
AFLD/NAFLD	leicht	10	6.28	1.17	0.52
	deutlich	14	7.18	2.74	

Tabelle 13. Steatosis hepatis und Uridinplasmaspiegel in den Diagnosegruppen.

4.3.6.2 Leberzirrhose und Uridinplasmaspiegel, Child-Pugh-Index und Uridinplasmaspiegel

Patienten mit deutlicher Leberzirrhose hatten einen signifikant niedrigeren Uridinplasmaspiegel als die Patienten ohne Zeichen einer Leberzirrhose ($p = 0.025$). Dagegen zeigten sich zwischen den Patienten ohne bzw. mit leichter Zirrhose ($p = 0.68$) und zwischen den Patienten mit beginnender bzw. deutlicher Zirrhose ($p = 0.52$) keine signifikanten Zusammenhänge bezüglich der Höhe der Uridinplasmaspiegels.

Auch bei Korrelation des Child-Pugh-Index mit dem Uridinplasmaspiegel zeigte sich ebenfalls ein signifikanter Zusammenhang: Mit dem Anstieg des Child-Pugh-Indexes fiel der Uridinplasmaspiegel signifikant ab (tau = -0.12, $p = 0.029$).

Leberzirrhose	Uridin [µmol/L]				
	Anzahl	MW	ST	MW	p
nein	113	6.479	2.065	6.268	
beginnend	10	6.305	2.372	6.046	0.0025*
deutlich	21	5.464	1.497	5.325	

Tabelle 14. Leberzirrhose und Uridinplasmaspiegel. Die Mittelwerte der rechten Spalte sind mit der Kubikwurzel transformiert und beziehen sich auf Abbildung 19.

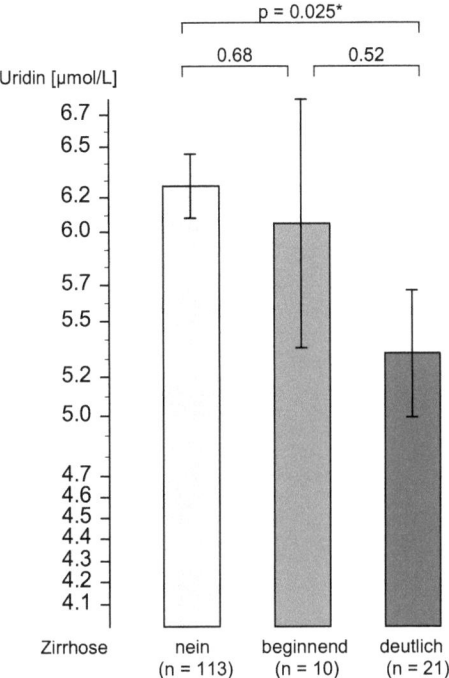

Abbildung 19. Leberzirrhose und Uridinplasmaspiegel. Die Säulen stellen Mittelwert und Standardabweichung des Mittelwertes in den drei Gruppen dar. Die Uridinwerte sind mit der Kubikwurzel transformiert.

4.3.6.3 Histologisches Grading, Staging und Uridinplasmaspiegel

Bei der jeweiligen Untersuchung der Parameter Grading und Staging mit dem Uridinplasmaspiegel ergaben sich keine signifikanten Zusammenhänge.

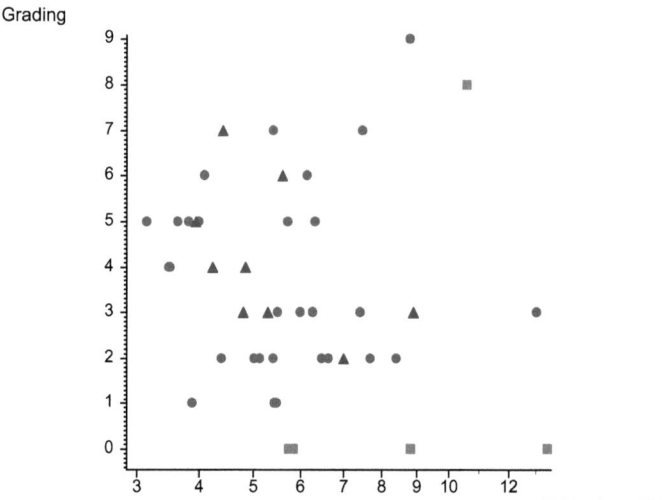

Abbildung 20. Grading und Uridinplasmaspiegel. Jeder Punkt stellt einen Patienten dar und ist nach dessen Diagnosegruppe markiert, n =44, ● = CHC,   = CHB, ■ = AFLD/NAFLD.

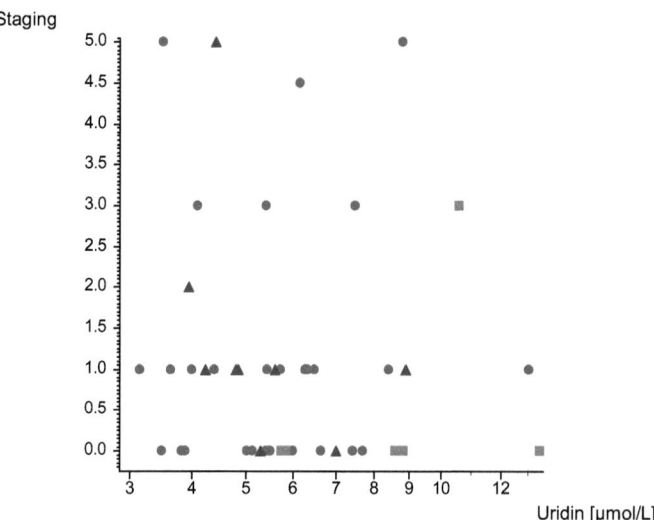

Abbildung 21. Staging und Uridinplasmaspiegel. Jeder Punkt stellt einen Patienten dar und ist nach dessen Diagnosegruppe markiert, n =45, ● = CHC,   = CHB, ■ = AFLD/NAFLD.

4.3.7 Klinisch-chemische Parameter und Uridinplasmaspiegel

Die Ergebnisse aus der Betrachtung des Uridinplasmaspiegels gegenüber den klinisch-chemischen Parametern im Gesamtkollektiv sind in Tabelle 15 zusammengefasst.

	Korrelation mit Uridin		
	Anzahl	tau/rho	p
Cholinesterase	131	0.1571	0.07
GOT	135	-0.1721	0.046*
GPT	135	-0.1018	0.24
GGT	133	-0.0007	0.99
Gesamtbilirubin	133	0.0430	0.46
Quick	86	0.2843	0.0001***
Albumin	134	0.1458	0.012*
Cholesterin	130	0.3419	0.0001***
Triglyzeride	130	0.0469	0.43
LDL	130	0.1968	0.0009***
HDL	130	0.1121	0.06

Tabelle 15. Klinisch-chemische Parameter und Uridinplasmaspiegel.

Unter Einbeziehung der einzelnen Diagnosegruppen ergaben sich die in Tabelle 16 aufgeführten Ergebnisse.

	Korrelation mit Uridinplasmaspiegel											
	Kontrollgruppe			CHC			CHB			AFLD/NAFLD		
	n	tau/rho	p	n	tau/rho	p	n	tau/rho	p	n	tau/rho	p
ChE	14	0.25	0.47	60	-0.01	0.95	35	0.04	0.83	22	0.77	0.000***
GOT	14	-0.15	0.66	62	-0.12	0.34	36	-0.03	0.85	23	0.16	0.48
GPT	14	0.31	0.37	62	-0.14	0.27	36	0.10	0.56	23	0.50	0.014*
GGT	14	0.03	0.92	61	-0.20	0.11	35	0.17	0.33	23	0.30	0.17
Bilirubin	14	0.05	0.82	61	0.11	0.21	35	0.09	0.42	23	-0.11	0.46
Quick	9	0.33	0.21	40	0.34	0.0019**	18	0.01	0.97	19	0.28	0.10
Albumin	14	-0.23	0.25	61	0.15	0.09	36	0.02	0.90	23	0.39	0.0086**
Cholest	14	-0.04	0.90	60	0.30	0.021*	34	-0.17	0.34	22	0.77	0.000***
Triglyc	14	0.12	0.55	60	0.05	0.54	34	-0.09	0.44	22	0.33	0.031*
LDL	14	0.12	0.55	60	0.17	0.06	34	-0.18	0.13	22	0.50	0.0011**
HDL	14	-0.15	0.44	60	0.08	0.37	34	0.13	0.27	22	0.06	0.69

Tabelle 16. Klinisch-chemische Parameter und Uridinplasmaspiegel in den Diagnosegruppen.

4.4 Multiple Regression

Eine multiple Regression der klinisch-chemischen Parameter und der Diagnosegruppen ergibt folgende signifikante Prediktoren:

Prediktor	B-Gewicht	beta-Gewicht	SE(beta)	p(beta)
CHC	-1.605	-0.393	0.142	0.0063**
CHB	-1.557	-0.338	0.128	0.0093**
AFLD/NAFLD	-1.041	-0.193	0.117	0.10
log Cholesterin	4.607	0.262	0.085	0.0024**
Leberzirrhose	-0.399	-0.143	0.078	0.07

Tabelle 17. Multiple lineare Regression für das Kriterium Uridin. n = 144, r = 0.44, 0.00002***

Schätzgleichung für $\sqrt[3]{}$ Uridin =
$$-2.595$$
$$- 1.605 \times CHC$$
$$- 1.557 \times CHB$$
$$- 1.041 \times AFLD/NAFLD$$
$$+ 4.607 \times \log Cholesterin$$
$$- 0.399 \times Leberzirrhose$$

Das Ergebnis dieser Schätzgleichung korreliert in der Pearsonschen Produkt-Moment-Korrelation mit r = 0.44 und p < 0.00002*** optimal mit dem gemessenen Uridin.

4.5 Chronische Hepatitis C

Von den 69 Patienten mit chronischer Hepatitis C wurden 13 anlässlich der Erstdiagnose und 46 zu einem späteren Zeitpunkt, mit einem Median von 3.8 Jahren (68%-CI = 0.8 bis 8.8 Jahre) 0.6 bis 16.7 Jahre nach der Erstdiagnose untersucht. Bei 10 Patienten fehlte die Zeitangabe.

45 der 69 Pat hatten Angaben zur Viruslast, die zwischen 400 und 3.1×10^7 Kopien/mL lag. Der Median betrug 99×10^5 (68%-CI = 66 175 bis 2.7×10^6) Kopien/mL.

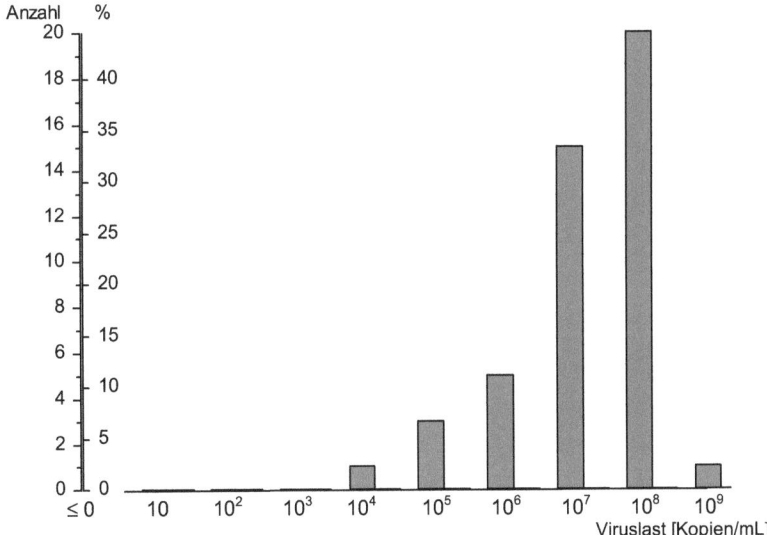

Abbildung 22. Verteilung der HCV-Viruslast bei n = 45 der 69 Patienten mit CHC.

10 der 69 Patienten wurden 4-49 Wochen vor der Uridinmessung mit Interferon und Ribavirin behandelt. Ferner wurden, sofern festgestellt, die HCV-Genotypen der einzelnen Patienten evaluiert.

		Anzahl	%
Interferon/Ribavirintherapie	ja	10	14.71 %
	nein	58	85.29 %
	fehlende Angabe	1	–
HCV-Genotyp	1b	26	38.81 %
	3a	21	31.34 %
	1,1a, 2, 3	20	29.85 %
	fehlende Angabe	2	–

Tabelle 18. Interferon/Ribavirintherapie und HCV-Genotyp. Anzahl und Prozentsatz der Patienten. Die Prozente bei HCV-Genotyp sind bezogen auf die 50 Patienten mit CHC und bekanntem Genotyp.

Bei der statistischen Untersuchung der in diesem Kapitel erwähnten Parameter HCV-Viruslast, Interferon/Ribavirintherapie und HCV-Genotyp mit den in den Untergruppen Demographie, Diabetes mellitus, chronischer Alkoholkonsum, sonographischer/histopathologischer Leberbefund und klinisch-chemische Parameter erhobenen Daten ergaben sich keine wesentlichen signifikanten Ergebnisse.

4.6 Chronische Hepatitis B

Bei 33 Patienten der 37 Patienten mit chronischer Hepatitis B war die Viruslast bestimmt worden und lag dabei zwischen 40 und 3.1×10^9 Kopien/mL mit einem Median von 1000 Kopien/mL (68%-CI = 41 bis 637686 Kopien/mL).

Von den 37 Patienten mit chronischer Hepatitis B wurden 10 mit Lamivudin behandelt. Der Behandlungsbeginn lag 40 bis 372 Wochen zurück (0.77 bis 7.13 Jahre), mit einem Median von 98 und einem 68%-CI von 53 bis 193 Wochen.

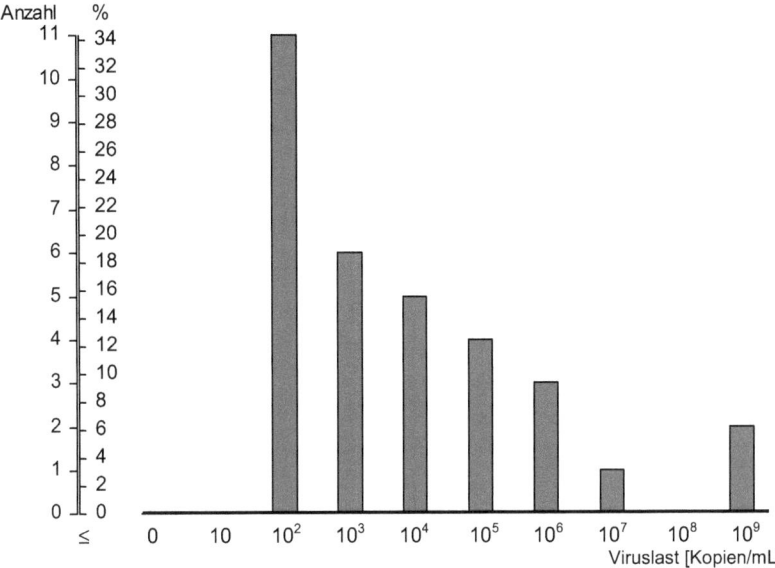
Abbildung 23. Verteilung der HBV-Viruslast.

Bei der statistischen Untersuchung der in diesem Kapitel behandelten Parameter mit den in den Untergruppen Demographie, Diabetes mellitus, chronischer Alkoholkonsum, sonographischer/histopathologischer Leberbefund und klinisch-chemische Parameter erhobenen Daten ergaben sich keine wesentlichen signifikanten Ergebnisse.

4.7 Diabetes mellitus Typ 2

Bei 12 der 144 Patienten bestand ein Diabetes mellitus (8%). Die Ergebnisse der Untersuchung von Hb_{A1c}- und Glukosekonzentration im Gesamtkollektiv finden sich in Tabelle 19. Die Ergebnisse der Korrelationen von Hb_{A1c}- und Glukosekonzentration mit dem Vorliegen eines Diabetes mellitus Typ 2 finden sich in Tabelle 20.

	Anzahl	MW	ST	Median	68%-CI		min	max
Hb_{A1c} [%]	10	6.3	1.9	5.8	4.8	7.1	4.7	10.9
Glukose [mg/dL]	133	94.1	25.8	89.0	75.0	110.1	55.0	237.0

Tabelle 19. Hb_{A1c}- und Glukosekonzentration im Gesamtkollektiv, wenn Messung vorlag.

	Diabetes mellitus	Anzahl	MW	ST	p
Hb_{A1c} [%]	ja	5	7.5	1.9	0.0040**
	nein	5	5.0	0.2	
Glukose	ja	12	136.3	54.3	0.00052***
[mg/dL]	nein	121	89.9	16.3	

Tabelle 20. Hb_{A1c}- und Glukosekonzentration bei Vorliegen oder Nichtvorliegen eines Diabetes mellitus.

In der Gruppe mit CHC fanden sich 6 von 69 Patienten mit Diabetes mellitus (9%), in der Gruppe mit CHB waren es 5 von 37 (14%) und in der Gruppe der 24 Patienten mit ALFD/NALFD einer (4%). Diese Unterschiede waren mit p = 0.24 nicht signifikant. Signifikante Unterschiede ergaben sich zwischen den Glukosekonzentrationen der einzelnen Diagnosegruppen, aufgeführt in Tabelle 21.

Lebererkrankung	Anzahl	MW	ST	p(4)	p(3)
		Hb_{A1c} [%]			
Kontrollgruppe	2	4.8	0.1		
CHC	4	5.9	1.2	0.14	0.29
CHB	3	8.0	2.6		
AFLD/NAFLD	1	5.3	–		
		Glukose [mg/dL]			
Kontrollgruppe	14	85.4	9.8		
CHC	61	91.5	24.7	0.050 *	0.043*
CHB	36	98.7	34.7		
AFLD/NAFLD	22	99.3	15.5		

Tabelle 21. Lebererkrankungsgruppe und Hb_{A1c}- sowie Glukosekonzentration. p(4) für alle 4 Gruppen, p(3) für die drei Gruppen CHC, CHB und AFLD/NAFLD.

Die Weiteren statistischen Untersuchungen der in diesem Kapitel behandelten Parameter mit den Parametern der Untergruppen Demographie, chronischer Alkoholkonsum, sonographischer/histopathologischer Leberbefund und klinisch-chemische Parameter ergaben keine wesentlichen signifikanten Ergebnisse.

4.8 Chronischer Alkoholkonsum

Von 119 Patienten gaben 54 (45%) regelmäßigen Alkoholkonsum an (95%-CI = 36.3% bis 54.7%). Die Ergebnisse der Untersuchung von MCV und CDT-Konzentration im Gesamtkollektiv finden sich in Tabelle 22.

	Anzahl	MW	ST	min	max
drinks pro Tag	99	0.8	2.5	0.0	15.0
CDT [%]	55	2.9	1.5	1.5	9.1
MCV [fL]	143	90.8	5.3	74.5	107.0

Tabelle 22. Anzahl der Patienten im Gesamtkollektiv und Anzahl der drinks pro Tag, CDT, MCV.

Die Personen, die regelmäßigen Alkoholkonsum angaben, gaben auch eine signifikant höhere Menge täglich konsumierter *drinks* an als diejenigen Personen, die regelmäßigen Alkoholkonsum verneinten. Das gleiche galt für CDT und MCV.

	Regelmäßiger Alkoholkonsum	n	MW	ST	p
drinks pro Tag	ja	26	3.0	4.2	<0.000005***
	nein	73	0.0	0.0	
CDT [%]	ja	34	3.2	1.7	0.0041**
	nein	21	2.3	0.7	
MCV [fL]	ja	68	92.1	5.4	0.0016**
	nein	74	89.7	5.0	

Tabelle 23. drinks pro Tag, CDT, MCV im Bezug auf regelmäßigen Alkoholkonsum, ja oder nein.

Die Patienten der Kontrollgruppe und die Patienten mit CHC oder CHB nahmen pro Tag im Mittel 0.4 ± 0.9 *drinks* zu sich, die Patienten mit ALFD/NALFD mit einer Menge von 3.0 ± 5.6 *drinks* signifikant mehr (p = 0.048).

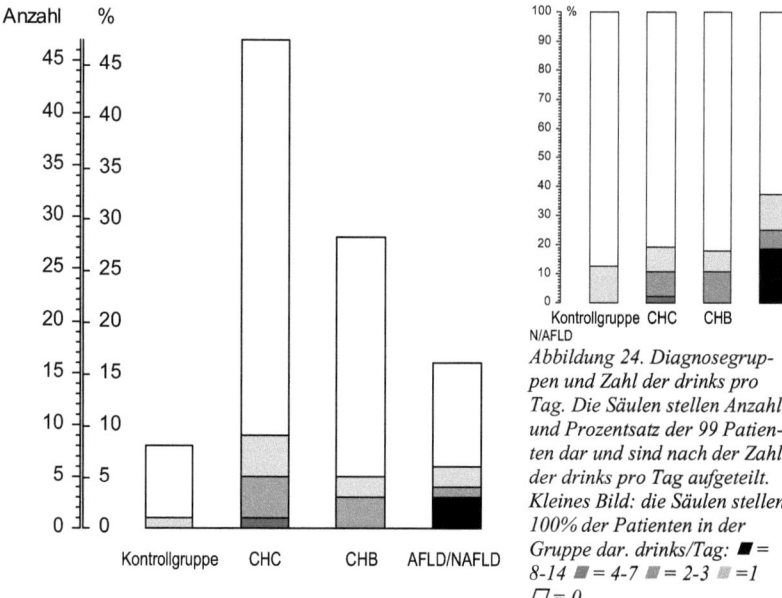

Abbildung 24. Diagnosegruppen und Zahl der drinks pro Tag. Die Säulen stellen Anzahl und Prozentsatz der 99 Patienten dar und sind nach der Zahl der drinks pro Tag aufgeteilt. Kleines Bild: die Säulen stellen 100% der Patienten in der Gruppe dar. drinks/Tag: ■ = 8-14 ■ = 4-7 ■ = 2-3 ▨ =1 □ = 0

Von den männlichen Patienten gaben 50 von 90 (56%) an, Alkohol zu trinken, von den Patientinnen aber nur 18 von 53 (34%, p = 0.012*). Auch die Zahl der *drinks* war bei den männlichen Patienten mit 1.25 ± 3.12 signifikant höher als bei den Patientinnen mit 0.04 ± 0.18 (p = 0.00017***). Je älter die Patienten waren, desto signifikant höher war ihr CDT (tau = 0.19, p = 0.041*).

4.9 Sonographischer/histopathologischer Leberbefund

Insgesamt wurden im Gesamtkollektiv Biopsien von 50 Personen und Sonographien von 139 Personen ausgewertet. Einen Überblick über die erhobenen Befunde Steatosis hepatis, Leberzirrhose, Child-Pugh-Index, Grading und Staging liefern die Tabellen 24 und 25.

		Anzahl	%
Steatosis hepatis, Sonographie	keine	37	26.6 %
	leicht	73	52.5 %
	deutlich	29	20.9 %
	fehlende Angabe	*5*	–
Steatosis hepatis, Histologie	keine	22	44.0 %
	leicht	22	44.0 %
	ausgeprägt	6	12.0 %
	fehlende Angabe	*94*	–
Steatosis hepatis, Sonographie und Histologie	keine	34	24.3 %
	leicht	74	52.9 %
	ausgeprägt	32	22.9 %
	fehlende Angabe	*4*	–
Zirrhose, Sonographie	nein	113	78.5 %
	ja	21	14.6 %
	beginnend	10	6.9 %
Child-Pugh-Index	keine Zirrhose	113	78.5 %
	A	26	18.1 %
	B	3	2.1 %
	C	2	1.4 %

Tabelle 24. Steatosis hepatis, Leberzirrhose, Child-Pugh-Index. Anzahl und Prozentsatz der Patienten.

		Anzahl	%	Summe	%-Summe
Grading	0	5	11.4 %	5	11.4 %
	1	3	6.8 %	8	18.2 %
	2	9	20.5 %	17	38.6 %
	3	8	18.2 %	25	56.8 %
	4	4	9.1 %	29	65.9 %
	5	7	15.9 %	36	81.8 %
	6	3	6.8 %	39	88.6 %
	7	3	6.8 %	42	95.5 %
	8	1	2.3 %	43	97.7 %
	9	1	2.3 %	44	100.0 %
	fehlende Angabe	*100*	–	–	–
Staging	0	20	44.4 %	20	44.4 %
	1	16	35.6 %	36	80.0 %
	2	1	2.2 %	37	82.2 %
	3	4	8.9 %	41	91.1 %
	4	1	2.2 %	42	93.3 %
	5	3	6.7 %	45	100.0 %
	fehlende Angabe	*99*	–	–	–

Tabelle 25. Grading und Staging. Anzahl und Prozentsatz der Patienten sowie kumulative Anzahl und kumulativer Prozentsatz.

4.9.1 Lebererkrankung und sonographische/histopathologische Befunde

Die jeweilige Verteilung der Befunde Steatosis hepatis, Leberzirrhose, Child-Pugh-Index, Grading und Staging in den einzelnen Diagnosegruppen wird in den Tabellen 26 bis 27 zusammengefasst.

	Steatosis hepatis, Histologie						
	nein		leicht		ausgeprägt		
	n	%	n	%	n	%	p
CHC	19	61.3%	10	32.3%	2	6.5%	
CHB	3	33.3%	5	55.6%	1	11.1%	0.0025**
AFLD/NAFLD	0	0.0%	7	70.0%	3	30.0%	

Tabelle 26. Steatosis hepatis und Diagnosegruppen. Anzahl und Prozentsatz der Patienten, die Prozente beziehen sich auf die Zeile, dass heißt auf die Diagnosegruppe.

	Leberzirrhose, Sonographie						
	keine Zirrhose		beginnend		Ja		
	n	%	n	%	n	%	p
CHC	56	81.2%	3	4.4%	10	14.5%	
CHB	27	73.0%	5	13.5%	5	13.5%	0.36
AFLD/NAFLD	16	66.7%	2	8.3%	6	25.0%	

	Child-Pugh-Index								
	keine Zirrhose		A		B		C		
	n	%	n	%	n	%	n	%	p
CHC	56	81.2%	11	15.9%	2	2.9%	0	0.0%	
CHB	27	73.0%	10	27.0%	0	0.0%	0	0.0%	0.10
AFLD/NAFLD	16	66.7%	5	20.8%	1	4.2%	2	8.3%	

Tabelle 27. Leberzirrhose, Child-Pugh-Index und Diagnosegruppen. Anzahl und Prozentsatz der Patienten, die Prozente beziehen sich auf die Zeile, dass heißt auf die Diagnosegruppe.

4.9.2 Demographie und sonographische/histopathologische Befunde

Der Schweregrad einer Leberzirrhose nahm, wie Tabelle 28 abbildet, mit dem Alter signifikant zu.

Leberzirrhose	Alter			
	Anzahl	MW	ST	p
nein	113	41	13	
beginnend	10	50	14	0.00097***
ja	21	52	11	

Tabelle 28. Leberzirrhose und Alter.

4.9.3 Diabetes mellitus und sonographische/histopathologische Befunde

Sowohl der sonographische Schweregrad einer Leberzirrhose, als auch der Child-Pugh-Index nahmen mit dem Hb_{A1c}-Wert als auch mit der Glukosekonzentration signifikant zu, was Tabelle 29 zeigt.

	Korrelation					
	Leberzirrhose			Child-Pugh-Index		
	n	tau	p	n	tau	p
Hb_{A1c}	10	0.581	0.019 *	10	0.745	0.0027**
Glukose	133	0.272	<0.00005***	133	0.262	<0.00005***

Tabelle 29. Hb_{A1c}-, Glukosekonzentration und Leberzirrhose, Child-Pugh-Index.

4.9.4 Chronischer Alkoholkonsum und sonographischer/ histopathologischer Leberbefund

Eine Zusammenfassung der Ergebnisse zu den Untersuchungen zwischen Steatosis hepatis, Leberzirrhose und regelmäßigem Alkoholkonsum liefert Tabelle 30. Auch die Untersuchung hinsichtlich des Child-Pugh-Index ergab keine signifikanten Zusammenhänge.

		Regelmäßiger Alkoholkonsum				
		Ja		nein		
		n	%	n	%	p
Steatosis hepatis Histologie	nein	13	50.0%	9	39.1%	
	leicht	11	42.3%	11	47.8%	0.69
	deutlich	2	7.7%	3	13.0%	
Leberzirrhose Sonographie	nein	50	73.5%	63	84.0%	
	leicht	4	5.9%	5	6.7%	0.16
	deutlich	14	20.6%	7	9.3%	

Tabelle 30. Steatosis hepatis, Leberzirrhose und regelmäßiger Alkoholkonsum. Anzahl und Prozentsatz der Patienten.

Die Ergebnisse der Untersuchungen zwischen Lebersteatose, Leberzirrhose und Child-Pugh-Index auf der einen sowie CDT, MCV und *drinks*/Tag auf der anderen Seite findet sich in Tabelle 31.

		Anzahl	Korrelation tau	p
Steatosis hepatis histologisch	CDT	16	0.254	0.17
	MCV	50	-0.108	0.27
	drinks pro Tag	35	0.026	0.83
Leberzirrhose	CDT	55	0.354	0.0001***
	MCV	143	0.215	0.0001***
	drinks pro Tag	99	0.303	<0.00005***
Child-Pugh-Index	CDT	55	0.378	<0.00005***
	MCV	143	0.223	0.0001***
	drinks pro Tag	99	0.334	0.0000***

Tabelle 31. Steatosis hepatis, Leberzirrhose, Child-Pugh-Index, Grading, Staging und CDT, MCV, drinks pro Tag.

Tabelle 32 liefert nochmals genauere Ergebnisse hinsichtlich der Unterteilung der Lebersteatose beziehungsweise Leberzirrhose in „keine", „leicht/beginnend" und „deutlich".

		Anzahl	MW	ST	p
			CDT [%]		
Leberzirrhose	nein	40	2.6	1.1	
	beginnend	5	3.9	3.0	0.0018 **
	deutlich	10	3.5	1.3	
			MCV [fL]		
Leberzirrhose	nein	112	90.0	4.8	
	beginnend	10	92.1	5.9	0.0033 **
	deutlich	21	94.7	5.9	
			drinks pro Tag		
Leberzirrhose	nein	76	0.2	0.5	
	beginnend	8	1.1	1.8	0.0019 **
	deutlich	15	3.6	5.6	

Tabelle 32. Steatosis hepatis sonographisch und histologisch, Leberzirrhose und CDT, MCV, drinks pro Tag.

Bei den bisher unerwähnt gebliebenen statistischen Untersuchungen der sonographischen/histopathologischen Daten mit den in den Untergruppen CHC und CHB erhobenen Parametern ergaben sich keine signifikanten oder wesentlichen Ergebnisse.

4.10 Klinisch-chemische Parameter

Tabelle 33 zeigt die klinisch-chemischen Parameter im Gesamtkollektiv.

	Anzahl	MW	ST	Median	68%-CI		min	max
ChE	131	8685.9	2482.8	8846.0	6543.8	11223.7	1698	14249.0
GOT	135	53.4	44.4	35.9	23.6	79.9	18.4	276.3
GPT	135	72.0	75.7	46.2	21.7	113.4	11.6	439.0
GGT	133	69.4	81.8	36.6	15.8	119.2	6.0	497.9
Bilirubin	133	0.8	0.6	0.7	0.4	1.1	0.1	4.3
Quickwert	86	98.1	17.5	99.0	89.0	111.0	27.0	150.0
Albumin	134	4.5	0.4	4.6	4.1	4.8	2.9	5.6
Cholesterin	130	188.3	50.6	187.0	139.0	231.0	74.0	386.0
Triglyzeride	130	119.4	78.0	105.0	61.0	162.6	30.0	640.0
LDL	130	109.2	44.5	107.0	69.5	147.1	15.0	297.0
HDL	130	56.6	22.2	53.5	39.0	71.5	25.0	217.0

Tabelle 33. Klinisch-chemische Parameter im Gesamtkollektiv.

4.10.1 Diagnosegruppen und klinisch-chemische Parameter

Die Aufteilung der klinisch-chemischen Parameter hinsichtlich der einzelnen Diagnosegruppen ist in den Tabellen 34 und 35 dargestellt.

Lebererkrankung	Anzahl	MW	ST	p(4)	p(3)/p_{CB}
Cholesterin [mg/dL]					
Kontrollgruppe	14	214.9	51.8		
CHC	60	167.4	49.0	0.00002 ***	0.00002***
CHB	34	196.3	35.7		0.00058***
AFLD/NAFLD	22	216.1	52.1		
Triglyzeride [mg/dL]					
Kontrollgruppe	14	104.3	50.0		
CHC	60	115.1	65.1	0.52	0.43
CHB	34	124.8	108.4		
AFLD/NAFLD	22	132.2	71.0		
LDL [mg/dL]					
Kontrollgruppe	14	132.9	46.2		
CHC	60	91.3	42.4	0.00003 ***	0.00004***
CHB	34	118.3	32.1		0.00012***
AFLD/NAFLD	22	128.8	48.4		
HDL [mg/dL]					
Kontrollgruppe	14	61.3	20.5		
CHC	60	56.0	26.5	0.40	0.37
CHB	34	53.2	14.2		
AFLD/NAFLD	22	60.8	20.5		

Tabelle 34. Diagnosegruppen und klinisch-chemische Parameter. p(4) für alle 4 Gruppen, p(3) für die Erkrankungsgruppen CHC, CHB, AFLD/NAFLD, p_{CB} für CHB und CHC.

Lebererkrankung	Anzahl	MW	ST	p(4)	p(3)/p_{CB}
Cholinesterase [U/L]					
Kontrollgruppe	14	8892.4	1700.0		
CHC	60	8503.5	2500.0	0.73	0.54
CHB	35	9164.6	2100.0		
AFLD/NAFLD	22	8290.2	3300.0		
GOT [U/L]					
Kontrollgruppe	14	24.2	6.1		
CHC	62	61.4	43.9	0.00001 ***	0.059
CHB	36	50.3	43.6		0.027*
AFLD/NAFLD	23	54.2	53.7		
GPT [U/L]					
Kontrollgruppe	14	25.9	13.3		
CHC	62	82.2	64.1	0.00013 ***	0.76
CHB	36	77.9	96.6		
AFLD/NAFLD	23	63.3	82.6		
GGT [U/L]					
Kontrollgruppe	14	39.0	48.0		
CHC	61	58.8	60.5	0.00011 ***	0.00018***
CHB	35	60.4	86.4		
AFLD/NAFLD	23	129.4	111.5		
Gesamtbilirubin [mg/dL]					
Kontrollgruppe	14	0.7	0.4		
CHC	61	0.8	0.7	0.07	0.081
CHB	35	0.8	0.4		
AFLD/NAFLD	23	1.1	0.9		
Quickwert [%]					
Kontrollgruppe	9	107.4	12.3		
CHC	40	98.7	18.7	0.14	0.38
CHB	18	94.2	13.5		
AFLD/NAFLD	19	96.2	19.8		
Albumin [g/dL]					
Kontrollgruppe	14	4.6	0.4		
CHC	61	4.5	0.4	0.62	0.68
CHB	36	4.6	0.3		
AFLD/NAFLD	23	4.4	0.5		

Tabelle 35. Diagnosegruppen und klinisch-chemische Parameter. p(4) für alle 4 Gruppen, p(3) für die Erkrankungsgruppen CHC, CHB, AFLD/NAFLD, p_{CB} für CHB und CHC.

4.10.2 Alkoholkonsum und klinisch-chemische Parameter

Keinerlei signifikante Zusammenhänge ließen sich zwischen den aufgeführten klinisch-chemischen Parametern und regelmäßigem Alkoholkonsum nachweisen.

Tabelle 36 zeigt die Korrelation der klinisch-chemischen Parameter mit der angegebenen Anzahl der pro Tag konsumierten *drinks*.

	Korrelation mit der Anzahl der drinks pro Tag		
	Anzahl	tau	p
Cholinesterase	87	-0.174	0.017*
GOT	91	0.129	0.07
GPT	91	0.104	0.14
GGT	89	0.223	0.0020**
Gesamtbilirubin	89	0.104	0.15
Quickwert	60	-0.108	0.22
Albumin	90	-0.048	0.50
Cholesterin	86	0.046	0.53
Triglyzeride	86	0.089	0.22
LDL-Cholesterin	86	0.068	0.36
HDL-Cholesterin	86	-0.155	0.035*

Tabelle 36. Anzahl der drinks pro Tag und klinisch-chemische Parameter.

4.10.3 Sonographischer/histopathologischer Leberbefund und klinisch-chemische Parameter

Die Tabellen 37 und 38 zeigen die Untersuchungen zwischen den in dieser Arbeit erhobenen klinisch-chemischen Parametern auf der einen, und den Befunden Steatosis hepatis, Leberzirrhose und Child-Pugh-Index auf der anderen Seite.

	Korrelation mit Steatosis hepatis		
	Anzahl	tau	p
Cholinesterase	128	-0.242	0.0001***
GOT	132	0.231	0.0001***
GPT	132	0.087	0.14
GGT	130	0.222	0.0002***
Gesamtbilirubin	130	0.171	0.0039**
Quickwert	84	-0.298	0.0001***
Albumin	131	-0.182	0.0020**
Cholesterin	127	0.068	0.26
Triglyzeride	127	0.107	0.08
LDL	127	0.094	0.12
HDL	127	-0.070	0.24

Tabelle 37. Klinisch-chemische Parameter und Steatosis hepatis, sonographisch und histologisch.

		Leberzirrhose		Korrelation	Child-Pugh-Index	
	n	tau	p	n	tau	p
Cholinesterase	131	-0.300	<0.00005***	131	-0.303	<0.00005***
GOT	135	0.204	0.0005***	135	0.194	0.0009***
GPT	135	0.028	0.63	135	0.017	0.77
GGT	133	0.231	0.0001***	133	0.219	0.0002***
Gesamtbilirubin	133	0.197	0.0008***	133	0.203	0.0005***
Quickwert	86	-0.471	<0.00005***	86	-0.473	<0.00005***
Albumin	134	-0.309	<0.00005***	134	-0.314	<0.00005***
Cholesterin	130	-0.026	0.66	130	-0.023	0.70
Triglyzeride	130	0.089	0.13	130	0.083	0.16
LDL	130	0.025	0.68	130	0.033	0.58
HDL	130	-0.168	0.0047**	130	-0.176	0.0030**

Tabelle 38. Klinisch-chemische Parameter und Leberzirrhose, Child-Pugh-Index.

Bei den bisher unerwähnten statistischen Untersuchungen der klinisch-chemischen Parameter mit den in den Untergruppen Demographie, CHC, CHB und Diabetes mellitus erhobenen Daten ergaben sich keine signifikanten oder wesentlichen Ergebnisse.

5 Diskussion

5.1 Uridinplasmaspiegel

Die Höhe des Uridinplasmaspiegels wird sehr streng reguliert. Injiziert man beispielsweise hohe Uridinkonzentrationen intravenös, so stellt sich darauf sehr schnell wieder die ursprüngliche Uridinplasmakonzentration ein. Dies gibt bereits einen Hinweis auf die das Uridin betreffenden ausgedehnt vorhandenen Stoffwechsel- und Transportprozesse [3, 217]. Dabei wird die Uridinaufnahme in die Zelle entweder durch vereinfachte Diffusion oder durch sekundär aktiven Transport vermittelt [18, 218-223]. Von hoher Bedeutung bei der Regulation des extrazellulären Uridinspiegels ist die Uridinphosphorylase-1 in der Leber [221, 224, 225]. Die Aufrechterhaltung eines konstanten Uridinplasmaspiegels scheint bei vielen Säugetierarten einen großen Stellenwert einzunehmen und des Weiteren über die Artengrenzen hinweg in gewissem Rahmen vergleichbar zu sein. Karle et al. maßen einen durchschnittlichen Uridinplasmaspiegel von 1.7 bis 8.9 µM bei Ratten und 8.0 bis 11.8 µM bei Mäusen [226]. In einem Artikel von Traut et al. wird der durchschnittliche Uridinplasmaspiegel bei unterschiedlichen Säugetierarten mit 5.3 ± 4.2 µM angegeben [217]. Die Angaben zur Uridinkonzentration in menschlichem Blutplasma und -serum sind von Autor zu Autor etwas unterschiedlich, bewegen sich aber alle in einem relativ engen Bereich: Van Groeningen et al. beschreiben einen durchschnittlichen Uridinplasmaspiegel von 2.8 bis 7.8 µM bei 15 gesunden Probanden [227]. Bei Traut et al. beträgt der durchschnittliche Wert der Uridinplasmakonzentrationen von neun zitierten Arbeiten wiederum 5.9 ± 5.7 µM; im menschlichen Serum beträgt er laut sechs zitierten Arbeiten im Durchschnitt 6.0 ± 4.5 µM [217]. Webster et al. bestimmten Uridinspiegel bei gesunden Erwachsenen mit Werten zwischen 5 und 10 µM [32]. Karle et al. referieren Werte zwischen 1.9 und 8.4 µM bei 13 gesunden Probanden [226]. Signifikante Unterschiede zwischen den gemessenen Werten in Serum und Plasma ließen sich nicht feststellen [226].

Vergleichend mit den in dieser Arbeit insgesamt untersuchten Uridinplasmaspiegeln handelt es sich bei den oben zitierten Arbeiten sämtlich um sehr geringe Fallzahlen teils sehr heterogene Kollektive und um variierende Messmethoden.

5.2 Uridinplasmaspiegel der Kontrollgruppe

Der Mittelwert der in der gesunden Kontrollgruppe gemessenen Uridinwerte lag bei 8.09 ± 1.68 µmol/L, und damit im oberen Bereich der in der Literatur angegebenen Vergleichswerte. Mit den Werten von 14 Patienten lag eine ähnlich große Stichprobe vor wie in den meisten Arbeiten zur Untersuchung des Uridinspiegels.

5.3 Uridinplasmaspiegel der einzelnen Diagnosegruppen

Die Mittelwerte der gemessenen Uridinplasmaspiegel in den Diagnosegruppen chronische Hepatitis C, chronische Hepatitis B und AFLD/NAFLD lagen sämtlich signifikant unter dem in der Gesundengruppe gemessenen Mittelwert, und außerhalb der ersten Standardabweichung desselben (p = 0.001). Der mittlere Uridinplasmaspiegel war verglichen mit der Gesundengruppe im Kollektiv der HCV-Erkrankten um 28%, im Kollektiv der HBV-Erkrankten um 23% und bei den Patienten mit AFLD/NAFLD um 16% erniedrigt.

Trotz der im Bezug auf die Kontrollgruppe vergleichsweise niedrigen Uridinplasmaspiegel in den drei Diagnosegruppen liegen diese Werte zunächst dennoch im Varianzbereich der in der Literatur beschriebenen Normwerte. Daher kann nicht von einer pathologischen, sondern nur von einer relativen Erniedrigung der in dieser Arbeit gemessenen Uridinplasmaspiegel ausgegangen werden.

5.4 Generelle Einflüsse auf den Uridinplasmaspiegel

Eine Reihe von Faktoren kann den peripheren Uridinspiegel beeinflussen. Prinzipiell wäre dabei eine verminderte Synthese oder ein vermehrter Abbau denkbar.

5.4.1 Akuter Alkoholkonsum

Bier, sowohl alkoholhaltiges als auch alkoholfreies, beinhaltet in geringen Mengen Uridin und erhöht den Uridinplasmaspiegel [228]. Ethanol im Allgemeinen hebt ebenfalls den Uridinplasmaspiegel um bis zu 20% in den ersten zwei Stunden nach Aufnahme [229]. Akuter Alkoholkonsum bewirkt darüber hinaus eine vermehrte Bildung von ROS in Hepatozyten [137] und könnte so unter Umständen ein momentanes Abfallen des Uridinplasmaspiegels verursachen. Obwohl die Patienten angehalten worden waren, ab dem Spätabend vor der Blutentnahme keinen Alkohol mehr zu sich zu nehmen, kann nicht mit Sicherheit ausgeschlossen werden, dass Alkoholaufnahme mittel- oder unmittelbar vor Probenentnahme bei einigen Patienten zu einer Anhebung oder Minderung des Uridinspiegels geführt haben könnte.

Chronischer Alkoholkonsum im Patientenkollektiv und seine Auswirkungen auf den Uridinplasmaspiegel desselben werden noch einmal gesondert in Kapitel 5.10 thematisiert.

5.4.2 Nahrungsaufnahme

Mit der Nahrung aufgenommenes Uridin spielt für die Höhe des Uridinplasmaspiegels eine eher untergeordnete Rolle [5, 17]. Glukose und Fruktose [229] heben den Uridinspiegel, wobei Fruktose trotz anfänglichen Anhebens des Spiegels (bis zu 2 Stunden nach Aufnahme) später jedoch einen Abfall des Spiegels verursacht [230]. Nach Glukosegabe steigt der Uridinspiegel in den ersten 90 Minuten um über 20% an [231]. Aminosäuren [232] und Glukagon [233] bewirken einen Abfall des Uridinplasmaspiegels. In den ersten beiden Stunden nach Nahrungsaufnahme nimmt diese also in nicht unerheblichem Maß Einfluss auf den Uridinplasmaspiegel [5], wobei die Nahrungszusammensetzung für eine Erhöhung oder Erniedrigung des Spiegels entscheidend ist. Obwohl die an der Untersuchung teilnehmenden Patienten instruiert worden waren, vom Vorabend der Blutentnahme ab nüchtern zu bleiben, kann keine Aussage darüber getroffen werden, inwieweit nicht doch ein Nichtnüchternbleiben einzelner Patienten zu einer Veränderung des mittleren Uridinspiegels geführt haben könnte. Die relativ hohen Standardabweichungen in den einzelnen Gruppen könnten ein Hinweis auf diesen Zusammenhang sein.

Im Gegensatz zur Nichtnüchternheit stellten Karle et al. fest, dass Nüchternheit keinen Einfluss auf den Uridinblutspiegel hat: Auch nach 24 Stunden andauernder Nüchternheit fiel der Uridinspiegel nicht ab und blieb relativ konstant [226].

5.4.3 Zeitpunkt der Probenentnahme

Die Höhe des Uridinspiegels ist einer tageszeitlichen Schwankung unterworfen [5, 226], wobei der Leber eine betonte Rolle zuzukommen scheint: Der *de-novo*-Syntheseweg in der Leber ist während der dunklen um ein zweifaches aktiver als während der hellen Tageszeit [234]. Des Weiteren gibt es Hinweise darauf, dass das für die Konstanthaltung des Uridinspiegels wichtige Enzym Uridinphosphorylase-1, das in der Leber den Abbau des Uridins zu Uracil katalysiert, ebenfalls einem tageszeitlichen Rhythmus folgt. Dabei ist die Höhe der Uridinplasmakonzentration mit der Enzymaktivität invers korreliert [235]. El Kouni et al. stellten dabei Uridinspitzenwerte im Plasma während der Zeit kurz nach Sonnenaufgang fest [236].

Karle et al. stellten tageszeitabhängige, intraindividuelle Schwankungen des Uridinplasmaspiegels zwischen 2.9 µM und 8.9 µM bei fünf Probanden fest [226].

Es kann davon ausgegangen werden, dass in dieser Arbeit die Mehrzahl der erfolgten Blutentnahmen zur Uridinbestimmung morgens und vormittags stattfanden. Durch die Feststellung El Kounis ließe sich erklären, warum die in dieser Arbeit gemessenen mittleren Uridinplasmakonzentrationen alle im mittleren bis oberen Bereich der in der Literatur angegebenen Referenzwerte lagen.

5.4.4 Körperliche Aktivität

Die in der Literatur beschriebene Einflussnahme körperlicher Aktivität auf den Uridinplasmaspiegel [233] konnte im Rahmen dieser Arbeit nicht beurteilt werden.

5.5 Demographie und Uridinplasmaspiegel

Weder in der Gesamtgruppe aller Patienten noch in den einzelnen Diagnosegruppen und der Kontrollgruppe fanden sich signifikante Zusammenhänge zwischen Uridinplasmaspiegel und Alter, Geschlecht oder BMI.

In der Literatur fanden sich ebenfalls keine Beschreibungen von diesbezüglich möglichen Zusammenhängen. Es wird jedoch in der Literatur beschrieben, dass der BMI einen Einfluss auf die Bildung einer Lebersteatose hat, die ja Ausgangspunkt für eine weitere Leberschädigung sein kann. Auch ist ein Anstieg der NASH-Prävalenz mit dem BMI bekannt. Somit wäre in dieser Arbeit unter Umständen eine negativ signifikante Beziehung des BMI mit dem Uridinplasmaspiegel denkbar gewesen.

5.6 Chronische Hepatitis C und Uridinplasmaspiegel

In der Diagnosegruppe mit chronischer Hepatitis C zeigte sich der mittlere Uridinplasmaspiegel mit 5.85 ± 1.93 µmol/L um 28% gegenüber der gesunden Kontrollgruppe vermindert. Eine Untersuchung des direkten Zusammenhanges zwischen CHC und dem Uridinplasmaspiegel findet sich in der aktuellen Literatur nicht.

5.6.1 Erkrankungsdauer und Uridinplasmaspiegel

Bei Patienten mit CHC zeigten sich keine signifikanten Zusammenhänge zwischen der Höhe des mittleren Uridinplasmaspiegels und der Erkrankungsdauer, das heißt dem Zeitraum der Diagnosestellung einer CHC bis zum Entnahmezeitpunkt der Uridinprobe.

(tau = -0.019, p = 0.85). Auch weil das Verhältnis der Patienten mit antiviraler Therapie zu den Patienten ohne antivirale Therapie hinsichtlich der Erkrankungsdauer aufgrund der geringen Fallzahl nicht untersucht wurde, ist der Aussagespielraum bezüglich dieser Frage eingeschränkt.

5.6.2 Viruslast und Uridinplasmaspiegel

Es konnten keine Zusammenhänge zwischen Uridinplasmaspiegel und der Höhe der Viruslast der CHC infizierten Patienten festgestellt werden (tau = -0.059, p = 0.57). Die 4 Patienten mit einer Viruslast unter 10^4 Kopien/mL zeigten jedoch sämtlich einen Uridinplasmaspiegel von mehr als 6 µmol/L, wohingegen dies bei den 41 verbleibenden Patienten mit höheren Viruslasten nur bei 15 Personen (37%) der Fall war. Der Unterschied zeigte sich mit p = 0.026 als signifikant.

Während die HCV-Viruslast insgesamt keinen Einfluss auf den Uridinplasmaspiegel zeigt, ist also denkbar, dass der Uridinplasmaspiegel bei niedrigen Viruslasten eher höher sein könnte. Dabei muss man erwähnen, dass die Anzahl der HCV-RNA Kopien pro mL nicht gleich verteilt ist: Wie in Abbildung 5 zu sehen, finden sich im gesamten unteren Drittel der logarithmierten die Viruslast umfassenden Spanne, also bis 10^4 *copies*/mL, nur vier Patienten, wohingegen sich die Werte aller anderen Patienten auf den Bereich von > 10^4 bis 10^8 verteilen.

Korenaga et al. berichten, dass negative Effekte auf Mitochondrien in solchen transgenen Mäusen auftreten, bei denen bereits niedrige Konzentrationen an Virusproteinen in der Leber nachgewiesen wurden [102]. Die in dieser Untersuchung nachgewiesene Beeinträchtigung der Mitochondrien ist also relativ unabhängig von der Konzentration der in diesen Zellen produzierten HCV-Proteine. Möglicherweise gilt das auch analog für die in infizierten Zellen replizierte RNA, und damit auch für die Viruslast im Blut. Die hier vorgelegten Ergebnisse können folglich so interpretiert werden, dass erst ab einem *break-point* von 10^4 *copies*/mL eine hinsichtlich des Uridinplasmaspiegels relevante hepatozelluläre Schädigung stattfindet, die sich jedoch bei höherer Viruslast nicht in einem noch weiteren Absinken des Uridinplasmaspiegels zeigt. Insgesamt betrachtet ergibt sich allerdings kein signifikanter Zusammenhang zwischen dem Uridinplasmaspiegel und der Viruslast. Weiterhin ist die mitochondriale Schädigung unabhängig von der Bildung ganzer Viruspartikel oder der Expression der kompletten Virus RNA: Die alleinige Expression des HCV Core Gens und die Bildung des entsprechenden Proteins führt zu oxidativem Stress und Beeinträchtigung der Mitochondrien [62, 76]. Das Gleiche gilt für das Protein NS5A [67] und andere HCV-Proteine, die zu Stress am endoplasmatischen Retikulum [68, 102] und zu mitochondrialer Beschädigung [69-71] führen können. Mitochondriale Schäden bei chronischer Infektion mit HCV scheinen also zu einem gewissen Mass unabhängig von Vollständigkeit und Ausmaß der replizierten viralen RNA zu sein. Dementsprechend könnte der Grad der mitochondrialen Schädigung und einer damit reduzierten Uridinsynthese auch unabhängig von im Serum messbaren Viruslasten sein. So berichten Wang et al. beispielsweise von gleichen Viruslasten bei unterschiedlicher quantitativer Mitochondrienschädigung im Rahmen einer unterschiedlichen Expression von HCV-Proteinen [79].

5.6.3 Antivirale Therapie und Uridinplasmaspiegel

Der Mittelwert der Uridinplasmakonzentration betrug bei 58 Patienten ohne Interferon/Ribavirintherapie 5.68 ± 1.85 µmol/L, bei 10 Patienten mit entsprechender Therapie betrug er 6.53 ± 2.12 µmol/L. Obwohl die Uridinplasmakonzentration bei den Patienten unter Therapie also tendenziell höher als in der unbehandelten Gruppe lag, zeigte sich keine Signifikanz (p = 0.26). Nachteilig auf die statistischen Aussagemöglichkeiten wirkten sich die geringe Größe der Behandlungsgruppe und die hohen Standardabweichungen der Uridinplasmamittelwerte aus.

Serejo et al. berichten, dass sich messbare Korrelate oxidativen Stresses bei CHC unter Interferontherapie wieder normalisierten [65].

5.6.4 Genotyp und Uridinplasmaspiegel

In der untersuchten Gruppe der CHC Patienten zeigten sich keine signifikanten Unterschiede der mittleren Uridinplasmawerte hinsichtlich einer Differenzierung zwischen den Genotypen 1b, 3a und den übrigen festgestellten Genotypen 1,1a, 2 und 3 (p = 0.51). Genotyp 1b ergab einen mittleren Uridinplasmaspiegel von 5.58 ± 2.09 µmol/L, Genotyp 3a einen Spiegel von 5.98 ± 1.72 µmol/L, die übrigen Genotypen zusammengenommen einen Spiegel von 5.91 ± 2.02 µmol/L.

Barbaro et al. zeigten im Vergleich mit den Genotypen 2a/c und 3a bei Infektion mit dem HCV-Genotyp 1b ein signifikant vermindertes Verhältnis mitochondrialer zu nukleärer DNA, eine signifikant verminderte Aktivität zelluläre Antioxidationssysteme wie Glutathion und signifikant häufigere ultrastrukturelle Läsionen der Mitochondrien [59].

5.6.5 Chronischer Alkoholkonsum, CHC und Uridinplasmaspiegel

Die Ergebnisse zu diesem Kapitel befinden sich in Kapitel 4.3.5, werden aber aus Gründen des Kontextes an dieser Stelle besprochen.

In der Gruppe der Patienten mit CHC zeigten sich bei der Korrelation mit dem Uridinplasmaspiegel weder signifikante Zusammenhänge mit der Frage nach regelmäßigem Alkoholkonsum (p = 0.64) noch mit der Frage nach der Quantität des Konsums in *drinks* pro Tag (p = 0.25) noch bei Vergleich der Patienten, die keinen oder nur einen Drink pro Tag zu sich nahmen mit solchen, die mehr als einen Drink pro Tag einnahmen (p = 0.63).

Zusätzlicher chronischer Alkoholkonsum führt bei CHC zu einer weiteren Vermehrung der Entzündung, einer Beschleunigung der Fibroseprogredienz und zu einer Erhöhung der Wahrscheinlichkeit einer Leberdekompensation [237]. Auch vermehrter oxidativer Stress und vermehrte mitochondriale Schädigung in Hepatozyten treten bei CHC und gleichzeitigem übermäßigem und chronischem Alkoholkonsum vermehrt auf, worin eine Ursache dieser aggressiveren CHC-Verläufe gesehen wird. Bei transgenen Mäusen, die HCV-Strukturproteine exprimieren und Alkohol verabreicht bekamen, zeigte sich direkt eine vermehrte mitochondriale Schädigung. Dabei wurde gezeigt, dass es unter CHC und Alkohol zu einem stärkeren Abfall der Aktivität des Komplexes I der Atmungskette und zu einem stärkeren Abfall des mitochondrialen Glutathionpooles kommt als bei CHC oder Alkohol alleine [79].

5.7 Chronische Hepatitis B und Uridinplasmaspiegel

Der Uridinplasmaspiegel der 37 chronisch mit Hepatitis B infizierten Patienten lag mit 6.20 ± 1.83 µmol/L um 23% signifikant niedriger als der der Kontrollgruppe (p = 0.001). Keine signifikanten Zusammenhänge ergaben sich bei der Untersuchung des Uridinplasmaspiegels mit Viruslast noch antiviraler Therapie mittels Lamivudin und deren Dauer. Die Leberparameter, die bei CHB im Vergleich zur Kontrollgruppe signifikant erhöht waren (GOT: p = 0.00001, GPT: p = 0.00013, GGT: p = 0.00011) fielen unter Lamivudintherapie nicht wieder ab, GOT zeigte sogar einen signifikanten Anstieg mit der Dauer der Lamivudintherapie (tau = 0.63, p = 0.011). Signifikant erniedrigt zeigte sich in der Gruppe der chronisch HBV Infizierten der Cholesterinspiegel (p = 0.00002) und der LDL-Spiegel (p = 0.00003) im Vergleich mit der Kontrollgruppe und den beiden anderen Diagnosegruppen CHC und AFLD/NAFLD. Der Cholesterinspiegel als auch der LDL-Spiegel steigen im Gesamtkollektiv mit dem Uridinplasmaspiegel signifikant an (p = 0.0001, tau = 0.2318 und p = 0.0009).

Mehrere Autoren beschreiben, dass sich bei der CHB reduzierte Konzentrationen oxidativer Marker genau wie angestiegene Lebertransaminasen nach einer antiviralen Therapie mit Interferon wieder normalisierten [108, 109]. Über Lamivudin findet sich keine diese Fragestellung untersuchende Arbeit in der Literatur. Die Tatsache, dass in dieser Arbeit unter Lamivudintherapie die Lebertransaminasen teilweise sogar signifikant anstiegen, könnte einerseits ein Hinweis auf Resistenzbildungen gegenüber Lamivudin, andererseits jedoch auch ein Hinweis auf seine Wirksamkeit sein. Eine möglicherweise nur eingeschränkt wirksame Therapie würde erklären, warum keine höheren Uridinplasmaspiegel im Vergleich zu den CHB Patienten ohne Lamivudintherapie nachgewiesen werden konnten. Allerdings hätte man dann auch mutmaßen können, dass der Uridinplasmaspiegel bei zunehmender Lamivudinresistenz und damit eventuell wieder zunehmender Krankheitsintensität mit der Erkrankungsdauer hätte weiter abfallen müssen. Bolukbas et al. berichten von einem höheren Auftreten oxidativen Stresses bei Patienten mit CHB und Leberzirrhose als bei Patienten mit CHB alleine [107]. Das Vorkommen einer Leberzirrhose in der CHB Gruppe dieser Arbeit war jedoch nicht signifikant erhöht (p = 0.36), und auch bezüglich des Child-Pugh-Indexes gab es diesbezüglich keine signifikanten Zusammenhänge (p = 0.10). Nichts fand sich in der Literatur bezüglich der Fragestellung Uridinplasmaspiegel und HBV-Viruslast sowie der Fragestellung Uridinplasmaspiegel und Cholesterin- bzw. LDL-Spiegel.

5.7.1 Chronischer Alkoholkonsum, CHB und Uridinplasmaspiegel

Die Ergebnisse zu diesem Kapitel befinden sich in Kapitel 4.3.5, werden aber aus Gründen des Kontextes an dieser Stelle besprochen.

In der Gruppe der Patienten mit CHB zeigten sich keine signifikanten Zusammenhänge zwischen der Höhe des Uridinplasmaspiegels und der Frage nach regelmäßigem Alkoholkonsum (p = 0.84), ebenso wenig bei der Korrelation des Uridinplasmaspiegels mit der Anzahl der täglich konsumierten *drinks* (p = 0.76). Auch bei einem Vergleich der Patienten, die keinen oder nur einen Drink pro Tag zu sich nahmen, mit solchen, die mehr als einen Drink pro Tag einnahmen, ergaben sich hinsichtlich des Uridinplasmaspiegels keine signifikanten Unterschiede (p = 0.78).

Kim et al. konnten zeigen, dass das HBV X Protein und Ethanol zusammen durch die Konzentrationserhöhung bestimmter hepatozytärer Transkriptionsfaktoren zu einer potenzierten Entzündung und Schädigung der Leber führen [238]. Diese Transkriptionsfaktoren sind auch bei der Entwicklung oxidativen Stresses im Rahmen entzündlicher Lebererkrankungen, wie beispielsweise bei der CHC, beteiligt [69]. Weiterhin gibt es Hinweise, dass das HBV X Protein auf Hepatozyten hinsichtlich einer TNF-α- oder ethanolinduzierten Apoptose sensibilisierend wirkt [239].

5.8 Alkoholische/Nichtalkoholische Verfettung und Uridinplasmaspiegel

In der Patientengruppe mit AFLD/NAFLD zeigte sich mit 6.80 ± 2.24 µmol/L ein gegenüber der Kontrollgruppe um 16% signifikant verminderter mittlerer Uridinplasmaspiegel (p = 0.001).

Cortez–Pinto et al. beschreiben, dass es bei der magnetresonanzspektrometrischen Untersuchung des ATP-Gehaltes der Leber zwischen NASH-Patienten und Probanden ohne Lebererkrankung zu einem signifikanten Unterschied im erwarteten Anstieg des ATP-Spiegels nach Fructoseapplikation kam. [174]. Da der physiologische Wiederanstieg des ATP-Spiegels nach Fruktosegabe hauptsächlich über eine Dephosphorylierung von Uridintriphosphat vermittelt wird [229], ließe diese Verzögerung auf eine verminderte zelluläre Uridinkonzentration bei NASH schließen. Daraus ergibt sich allerdings kein zwangsläufiger Rückschluss auf die Uridinplasmakonzentration. Dies könnte jedoch dennoch eine Erklärung für die signifikant erniedrigten Uridinplasmaspiegel in der Patientengruppe AFLD/NAFLD sein. Da es in der Gruppe AFLD/NAFLD überproportional häufig Patienten mit einer Leberzirrhose gab (25%), könnte der vergleichsweise niedrige Uridinplasmaspiegel auch diesem Umstand geschuldet sein. Leberzirrhose war im Gesamtkollektiv ebenfalls mit erniedrigten Uridinplasmaspiegeln assoziiert (p = 0.044).

5.8.1 Chronischer Alkoholkonsum, AFLD/NAFLD und Uridinplasmaspiegel

Bei der Frage nach regelmäßigem Alkoholkonsum ergab sich in der Gruppe der Patienten mit AFLD/NAFLD kein signifikanter Zusammenhang mit dem Uridinplasmaspiegel (p = 0.23). Auch bei Korrelation der Quantität des Konsums mittels der Zahl täglich konsumierter *drinks* mit dem Uridinplasmaspiegel ergab sich keine signifikante Beziehung (p = 0.21).

Wie in der Einleitung ausgeführt, wären vor dem Hintergrund der in dieser Arbeit berücksichtigten Literatur ein mit zunehmendem chronischem Alkoholkonsum abnehmender Uridinspiegel denkbar gewesen. Da in der Literatur eine vermehrte Aktivität der in der Leber befindlichen Kupffer'schen Zellen bei Alkoholkonsum beschrieben wird [129, 130], in diesen Zellen jedoch auch der Uridinabbau durch die Uridinphosphorylase beginnt [31, 33], wäre auch aus diesem Zusammenhang heraus ein verminderter Uridinplasmaspiegel in dieser Gruppe denkbar gewesen.

5.9 Diabetes mellitus Typ 2 und Uridinplasmaspiegel

Hinsichtlich der Zuordnung Diabetes mellitus Typ 2 ja oder nein ergab sich kein signifikanter Unterschied der diesbezüglichen mittleren Uridinplasmaspiegel (p = 0.44). Auch bei der Korrelation von Hb_{A1c} und Uridinplasmaspiegel sowie Glukosekonzentration und Uridinplasmaspiegel ergaben sich keine signifikanten Zusammenhänge (Hb_{A1c}: tau = -0.0667, p = 0.79; Glukose: tau = -0.0016, p = 0.98). Auch in den einzelnen Diagnosegruppen ließen sich keine signifikanten Zusammenhänge zwischen Hb_{A1c}, Glukosekonzentration und Uridinplasmaspiegel feststellen. Mit insgesamt 12 Personen war die Gruppe der Diabetiker jedoch sehr klein, was die Aussagekraft der statistischen Ergebnisse mindert. Obwohl überdurchschnittlich viele Diabetiker an einer Leberzirrhose litten, schlug sich dies nicht in der Höhe des mittleren Uridinplasmaspiegels nieder. Leberzirrhose war im Gesamtkollektiv mit signifikant niedrigeren Uridinplasmaspiegeln assoziiert (p = 0.044).

Haugaard et al. konnten zeigen, dass das Enzym Uridinkinase, das die Phosphorylierung von Uridin zu UMP katalysiert und somit die Uridinmenge im Plasma verringern kann, in vivo durch Insulin eine vermehrte Aktivierung erfährt [240]. Da aber die periphere Insulinkonzentration in den einzelnen Krankheitsphasen des Typ 2 Diabetes mellitus sehr unterschiedlich sein kann und diesbezüglich in dieser Arbeit keine Daten erhoben wurden, kann die Wirkung dieses Mechanismus auf die hier gemessenen Uridinplasmaspiegel nicht beurteilt werden. Die direkte Verabreichung von Glukose bewirkt im zeitlichen Verlauf nach der Gabe eine Erhöhung des Bluturidinspiegels [231]. Dies sagt aber nichts darüber aus, wie sich der Uridinspiegel verhält, wenn sich die Glukosekonzentration aufgrund endogener Mechanismen chronisch erhöht zeigt. Die Erkrankung des Diabetes mellitus Typ 2 selbst und die Mechanismen, die zur seiner Manifestation führen sind eng mit der Entwicklung einer NAFLD verknüpft [176]. In der Gruppe der

NAFLD/AFLD zeigte sich in dieser Arbeit ein im Vergleich zur Kontrollgruppe signifikant erniedrigter Uridinplasmaspiegel. Eine unkomplizierte Lebersteatose allein und ein Typ 2 Diabetes mellitus an sich sind in der Literatur jedoch noch nicht mit oxidativem und die Mitochondrien potenziell schädigendem Stress und damit den Uridinplasmaspiegel potenziell senkenden Mechanismen assoziiert. Sanyal et al. konnten zeigen, dass es dann allerdings bei der NASH einen Zusammenhang zwischen Insulinresistenz und oxidativen Stress in der Leber gibt [172]. In der hier vorliegenden Untersuchung kann jedoch über den Grad einer Leberentzündung und der Ausprägung einer möglicherweise vorliegenden NASH keine eindeutige Aussage getroffen werden (diskutiert in 5.11.5).

5.10 Chronischer Alkoholkonsum und Uridinplasmaspiegel

Bei keiner Untersuchung der erhobenen Parameter bezüglich chronischen Alkoholkonsums mit dem Uridinplasmaspiegel ergaben sich signifikante Zusammenhänge: Regelmäßiger Alkoholkonsum ja/nein ($p = 0.26$), *drinks*/Tag (tau = -0.103, $p = 0.13$), MCV (tau = -0.029, $p = 0.61$) und CDT (tau = 0.057, $p = 0.54$). Auch bei der Untersuchung des Gesamtkollektivs im Bezug auf das Vorkommen einer Lebersteatose oder das Vorkommen einer Leberzirrhose und den Zusammenhängen zwischen Alkoholkonsum und dem Uridinplasmaspiegel ergaben sich keine signifikanten Ergebnisse. Allerdings befanden sich bei der Betrachtung des Gesamtkollektives hinsichtlich der Frage nach regelmäßigem Alkoholkonsum in der Gruppe der Patienten, die einen solchen bejahten, 21% mit einer deutlichen Leberzirrhose, in der Gruppe die regelmäßigen Alkoholkonsum verneinten, waren dies nur 9%.

In der Literatur ist belegt, dass chronischer Alkoholkonsum bei der CHC und bei der CHB jeweils zu zusätzlichen mitochondrialen Schäden und zusätzlicher Leberschädigung führen kann [237, 238].

5.11 Sonographische und histopathologische Leberbefunde und Uridinplasmaspiegel

5.11.1 Lebersteatose und Uridinplasmaspiegel

Die sonographischen Parameter hinsichtlich einer Lebersteatose zeigten im Gesamtkollektiv keine signifikanten Zusammenhänge mit dem Uridinplasmaspiegel ($p = 0.30$). Hinsichtlich der Leberbiopsie wiesen sich 22 Patienten als ohne Lebersteatose und einem mittleren Uridinplasmaspiegel von 5.58 ± 1.58 µmol/L aus, 22 Patienten mit leichter Steatose und einem mittleren Uridinplasmaspiegel von 6.04 ± 2.59 µmol/L sowie 6 Patienten mit deutlicher Steatose und einem mittleren Plasmaspiegel von 8.34 ± 1.56 µmol/L. Dabei zeigte sich ein signifikanter Anstieg des Uridinplasmaspiegels mit der Zunahme des Stenosegrades ($p = 0.011$). Sonographische und bioptische Ergebnisse zusammengenommen zeigten keine signifikante Korrelation ($p = 0.16$).

Der signifikant positive Zusammenhang in der Biopsie kann aufgrund der geringen Gruppengröße von nur 6 Personen in der Gruppe mit deutlicher Steatose, die ja mit relativ hohen Uridinplasmaspiegeln assoziiert war, und vor dem Hintergrund der zusammengenommen nicht signifikanten Ergebnisse in Sonographie sowie Sonographie und Biopsie zusammen, kritisch bewertet werden. Ein möglicher Grund für eine Erhöhung des Uridinplasmaspiegels bei Lebersteatose könnte darin gefunden werden, dass eine vermehrte Triglycerid- und Cholesterinsynthese mehr Reduktionsäquivalente wie NADPH verbraucht, diese jedoch auch beim Uridinabbau notwendig sind. Das geschwindigkeitsbestimmende Enzym des Abbauweges, Dihydropyrimidin-Dehydrogenase, benötigt NADPH zur Reduktion von Uracil zu Dihydrouracil [3]. Der erhöhte gemessene Uridinplasmaspiegel bei Vorhandensein einer Lebersteatose könnte daher einem verminderten Pyrimidinabbau geschuldet sein.

5.11.2 Lebersteatose, chronische Hepatitis C und Uridinplasmaspiegel

Der Uridinplasmaspiegel der Patienten mit CHC unterschied sich nicht signifikant hinsichtlich des Vorliegens oder Nichtvorliegens einer Lebersteatose ($p = 0.88$). Eine signifikante Korrelation zwischen HCV-Genotyp oder der HCV-Viruslast und dem Auftreten beziehungsweise der Ausprägung einer Leberverfettung konnte ebenfalls nicht nachgewiesen werden.

In der Literatur wird die Steatoseprävalenz bei CHC infizierten Patienten höher angegeben als die Prävalenz der Steatose in der Normalbevölkerung und liegt in unterschiedlichen Studien bei 40-80% [241]. Aufgrund dieser Tatsache wird vermutet, dass das HCV eine direkte pathogene Wirkung auf die Entwicklung einer Lebersteatose hat. Experimentelle Studien zeigen, dass das HCV Core Protein eine Fettakkumulation in Hepatozyten induzieren kann [61, 102]. Wie an anderer Stelle beschrieben, ist auch die Entwicklung oxidativen Stresses und mitochondrialer Schädigung direkt mit dem HCV Core Protein assoziiert. Andere Arbeiten legen nahe, dass nicht nur das HCV selbst, sondern auch andere Kofaktoren bei der Entwicklung einer Steatose unter der chronischen Infektion mit dem HCV eine Rolle spielen, beispielsweise Fettleibigkeit und Insulinresistenz. Bei Entwicklung einer Steatohepatitis bei CHC ist dies eindeutig mit oxidativem Stress in Hepatozyten assoziiert [241]. Zusammenfassend gibt es Argumente in der Literatur, die einen verminderten Uridinplasmaspiegel bei CHC und alleiniger Lebersteatose plausibel machen. Bei Hinzukommen einer inflammatorischen Komponente zur bestehenden Verfettung könnte es zu einem weiteren Abfall des Uridinplasmaspiegels kommen.

Studien belegen das gehäufte Vorkommen einer Lebersteatose bei CHC insbesondere mit Genotyp 3, weshalb vermutet wird, dass bestimmte RNA-Sequenzen des Virus im Hinblick auf die Entwicklung einer Steatose eine besondere Pathogenität zeigen [242]. Allerdings zeigen im Gegensatz zum Genotyp 3 die anderen Genotypen insgesamt eine stärkere Korrelation hinsichtlich des Risikos einer Fibroseentwicklung auf dem Boden einer Steatose [57]. Über den Genotyp 1b, der ja durch mitochondriale Schädigung einen erniedrigten Uridinplasmaspiegel bewirken könnte, findet sich bezüglich Steatose nichts in der Literatur. Unabhängig vom Genotyp korreliert der Steatosegrad mit dem Grad der Virusreplikation, des Weiteren nimmt unter antiviraler Behandlung und abnehmender Viruslast auch die Steatoseausprägung deutlich ab [241]. Weder die Anzahl der peripher nachweisbaren HCV RNA Kopien als Marker für Virusreplikation noch der Einfluss einer antiviralen Therapie zeigten in dieser Arbeit einen eindeutig signifikanten Zusammenhang mit der Höhe des Uridinplasmaspiegels.

5.11.3 Lebersteatose, chronische Hepatitis B und Uridinplasmaspiegel

In der Gruppe der Patienten mit CHB ergab sich kein signifikanter Zusammenhang zwischen Uridinplasmaspiegel und dem Vorliegen einer Lebersteatose (p = 0.92).

Bei der chronischen Hepatitis B Infektion wird ein im Vergleich zur Allgemeinbevölkerung gehäuftes Vorliegen einer Leberverfettung beschrieben. In früheren Studien wird die Steatoseprävalenz bei CHB mit 30 bis 50% beschrieben, neuere Daten verorten diese mit um die 70% ähnlich hoch wie bei der CHC. Bei der CHB konnte keine direkte Beteiligung des HBV bei der Steatoseentwicklung nachgewiesen werden. Auch bei der CHB bestehen hinsichtlich einer möglichen Leberverfettung Beziehungen zu Insulinresistenz und Höhe des BMI [243].

5.11.4 Lebersteatose, NAFLD/AFLD und Uridinplasmaspiegel

Das Vorliegen einer Lebersteatose war das Hauptkriterium für den Einschluss in die Gruppe NAFLD/AFLD. Diese Gruppe konnte deshalb nicht hinsichtlich des absoluten Vorliegens oder Nichtvorliegens einer Steatose untersucht werden, sondern nur hinsichtlich der Steatoseausprägung und ihrer jeweiligen Beziehungen zum Uridinplasmaspiegel. Dabei ergaben sich keine signifikanten Zusammenhänge ($p = 0.52$). Es zeigte sich jedoch in der Gruppe NAFLD/AFLD ein signifikant erniedrigter Uridinplasmaspiegel im Vergleich zur Kontrollgruppe ($p = 0.0010$). Außer den bereits zitierten Arbeiten fand sich in der Literatur nichts Weitergehendes bezüglich der Diskussion dieser Ergebnisse.

5.11.5 Lebersteatose, Leberenzyme und Uridinplasmaspiegel

Unter der Annahme, dass es bei den Erkrankungen CHC, CHB und AFLD/NAFLD zwar möglicherweise bereits bei simpler Leberverfettung, noch eher jedoch nach Hinzukommen einer entzündlichen Komponente zu einem Abfall des Uridinplasmaspiegels kommen könnte, wurden im Gesamtkollektiv die Beziehungen des Uridinplasmaspiegels zu den Leberenzymen GOT, GPT und GGT bei Vorliegen einer Lebersteatose untersucht. Deren Erhöhung ist ein Marker für das Vorliegen und den Grad einer hepatischen Entzündungsreaktion. In der Literatur finden sich sowohl bei CHC und CHB als auch bei AFLD und NAFLD Belege für eine mitochondriale Beeinträchtigung bei Zunahme der Inflammation bei bestehender Lebersteatose [79, 107, 136, 173]. In dieser Arbeit konnte jedoch kein Zusammenhang nachgewiesen werden (GOT: rho = 0.0393, p = 0.70; GPT: rho = 0.0962, p = 0.34; GGT: rho = 0.0963, p = 0.34).

5.11.6 Leberzirrhose und Uridinplasmaspiegel, Child-Pugh-Index und Uridinplasmaspiegel

Patienten mit deutlicher Leberzirrhose hatten im Gesamtkollektiv einen signifikant niedrigeren Uridinplasmaspiegel als Patienten ohne Leberzirrhose ($p = 0.044$). Bei den Patienten ohne Leberzirrhose lag der Uridinplasmaspiegel im Mittel bei 6.48 ± 2.07 µmol/L, bei beginnender Leberzirrhose bei 6.31 ± 2.37 µmol/L und bei deutlicher Leberzirrhose bei 5.46 ± 1.50 µmol/L. Aufgrund der geringen Fallzahlen unterblieb eine weitere Untersuchung hinsichtlich der einzelnen Diagnosegruppen.

Die Zirrhoseprävalenz zeigte sich in den jeweiligen Diagnosegruppen gleich verteilt ($p = 0.36$). Bei 14.5% der Patienten mit CHC, 13.5% der Patienten mit CHB und 25.0% der Patienten mit AFLD/NAFLD wurde eine Leberzirrhose festgestellt. Im Gesamtkollektiv hatten von 144 Patienten insgesamt 21 eine deutliche Leberzirrhose (14.6%), 10 hatten eine beginnende (7.0%) und 113 keine Leberzirrhose (78.5%). Patienten mit deutlich ausgeprägter Leberzirrhose waren signifikant älter als Patienten ohne oder mit beginnender Zirrhose ($p = 0.00097$). Die Zirrhoseprävalenz korrelierte negativ signifikant mit der Cholinesterasekonzentration ($tau = -0.2998$, $p < 0.00005$), dem Quickwert ($tau = -0.4706$, $p < 0.00005$), der Albuminkonzentration ($tau = -0.3093$, $p < 0.00005$) und der HDL-Konzentration ($tau = -0.1677$, $p = 0.0047$). Signifikant positiv korrelierte die Zirrhoseprävalenz mit der Gesamtbilirubinkonzentration ($tau = 0.1971$, $p = 0.0008$), dem GOT- ($tau = 0.2037$, $p = 0.0005$) und dem GGT-Spiegel ($tau = 0.2307$, $p = 0.0001$). Ferner korrelierten positiv sowohl mit der Zirrhoseprävalenz als auch mit dem Child-Pugh-Index der HbA1c-Wert, die Serumglukose, CDT, MCV sowie die Anzahl der täglich kosumierten *drinks*. Abgesehen vom HDL-Spiegel weisen alle anderen genannten signifikanten Zusammenhänge erwartungsgemäß einerseits auf die fortgeschrittene Leberschädigung und eingeschränkte Leberfunktion bei den Patienten mit Zirrhose, und andererseits auf die Zusammenhänge mit der Zirrhose in der Gruppe AFLD/NAFLD bei diabetischer Stoffwechsellage und/oder erhöhtem Alkoholkonsum hin.

Von den genannten Werten korrelierten lediglich der Quickwert und die Albuminkonzentration positiv und der GOT-Konzentration negativ signifikant mit dem Uridinplasmaspiegel.

Der Child-Pugh-Index zeigte einen signifikanten negativen Zusammenhang zum Uridinplasmaspiegel ($tau = -0.12$, $p = 0.029$). Allerdings zeigte sich der Child-Pugh-Index im Gesamtkollektiv als sehr ungleich verteilt: 113 Patienten hatten einen Child-Pugh-Index von 0 (78.5%), 26 Patienten hatten A (18.1%), 3 Patienten B (2.1%) und nur 2 Patienten hatten einen Child-Pugh-Index von C (1.4%). Beide Patienten mit C waren Patienten der Gruppe AFLD/NAFLD. Die Untersuchung des Child-Pugh-Indexes mit den klinisch-chemischen Serumparametern zeigte eine jeweils signifikant negative Korrelation mit der Cholinesterasekonzentration ($tau = -0.3027$, $p < 0.00005$), dem Quickwert ($tau = -0.4731$, $p < 0.00005$), der Albuminkonzentration ($tau = -0.3141$, $p < 0.00005$) und der HDL-Konzentration ($tau = -0.1762$, $p = 0.0030$) sowie jeweils eine positiv signifikante Korrelation mit der Gesamtbilirubinkonzentration ($tau = 0.2034$, $p = 0.0005$), der GOT-Konzentration ($tau = 0.1937$, $p = 0.0009$) und der GGT-

Konzentration (tau = 0.2194, p = 0.0002). Die signifikanten Korrelationen von Albuminkonzentration und Quickwert mit dem Child-Pugh-Index sind durch die Verwendung dieser Parameter bei der Scorebildung bedingt.

Die negative Korrelation des Uridinplasmaspiegels mit der zunehmenden Ausprägung der Leberzirrhose und mit der Zunahme des Child-Pugh-Indexes kann im Rahmen der Bedeutung der Leber für die Aufrechterhaltung der Uridinhomöostase interpretiert werden. Dies unterstützen auch einige Arbeiten, die bei Leberzirrhose eine Verbesserung der Leberfunktion durch die Gabe von Uridindiphosphat-Glukose beschreiben [244-246].

5.11.7 Grading und Uridinplasmaspiegel, Staging und Uridinplasmaspiegel

Bei der jeweiligen Untersuchung der Parameter Grading und Staging mit dem Uridinplasmaspiegel ergaben sich keine signifikanten Zusammenhänge (Grading: tau = -0.16, p = 0.13, Staging: tau = -0.08, p = 0.41).

Vor dem Hintergrund der Literatur hätte angenommen werden können, dass der Uridinplasmaspiegel bei zunehmender Entzündung des Leberparenchyms beeinträchtigt wäre. Das Gleiche wäre für eine zunehmende Leberfibrose denkbar gewesen. Zur direkten Fragestellung der Höhe des Uridinspiegels in Bezug auf den histologischen Entzündungs- und Fibrosegrad in der Leber fand sich keine explizit darauf Bezug nehmende Literatur.

5.12 Klinisch-chemische Parameter und Uridinplasmaspiegel

Im Gesamtkollektiv korrelierten die folgenden klinisch-chemischen Parameter signifikant mit dem Uridinplasmaspiegel: Quickwert (tau = 0.2843, p = 0.0001); GOT-Konzentration (rho = -0.1721, p = 0.046), Cholesterin- (rho = 0.3419, p = 0.0001) und LDL-Konzentration (tau = 0.1968, p = 0.0009). Knapp nicht mehr signifikant korrelierte die Cholinesterasekonzentration mit dem Uridinplasmaspiegel (rho = 0.1571, p = 0.073). In der Kontrollgruppe zeigten sich keine signifikanten Korrelationen zwischen Uridinplasmaspiegel und den jeweiligen klinisch-chemischen Parametern.

In der Literatur finden sich keine Arbeiten, die die in dieser Arbeit erhobenen Laborparameter direkt auf Zusammenhänge mit dem Uridinplasmaspiegel untersuchen. Ein Abfall der Cholinesterase sowie ein niedriger Quickwert werden im Rahmen schwerer Leberschäden und -funktionseinbußen beobachtet, wenn die Leber sowohl Cholinesterase als auch bestimmte Gerinnungsproteine nicht mehr in ausreichender Menge synthetisieren kann. Die knapp nicht mehr signifikant negative Korrelation zwischen Cholinesterase und die signifikant negative Korrelation zwischen Quickwert und Uridinplasmaspiegel kann im Zusammenhang mit der Leber bei der Aufrechterhaltung des Uridinplasmaspiegels gesehen werden. Allerdings fiele dann der Uridinplasmaspiegel erst bei gravierenderen Leberschäden ab. In Hepatozyten ist die GOT zum Hauptteil an Mitochondrien gebunden, und nur ein geringer Anteil befindet sich im Zytoplasma. Die negativ signifikante Korrelation zwischen GOT- und Uridinplasmaspiegel ist ein weiterer Hinweis auf eine möglicherweise vorliegende Schädigung hepatozytärer Mitochondrien.

Die signifikant positive Korrelation des Uridinplasmaspiegels mit dem Serumcholesterin könnte damit zusammenhängen, dass Reduktionsäquivalente wie NADPH bei der Choleserinsynthese als auch beim Pyrimidinabbau vermehrt verbraucht werden, und es bei einer Zunahme der Cholesterinproduktion und damit möglicherweise vermindertem Uridinabbau zu einem erhöhten Uridinplasmaspiegel kommen könnte.

5.12.1 Chronische Hepatitis C, klinisch-chemische Parameter und Uridinplasmaspiegel

Im Kollektiv der CHC Infizierten korrelierten Quickwert (tau = 0.34, p = 0.0019) und Cholesterin (rho = 0.30, p = 0.021) signifikant positiv mit dem Uridinplasmaspiegel. Die Transaminasen GOT und GPT zeigten sich in der Gruppe der CHC Patienten im Vergleich zur Gesundengruppe signifikant erhöht; ein signifikanter Zusammenhang zur Höhe des Uridinplasmaspiegels fand sich jedoch nicht (GOT: rho = -0.122, p = 0.34; GPT: rho = -0.142, p = 0.27).

Vendemiale et al. berichten in einer Studie an CHC Patienten darüber, dass 82% der Patienten, die im Laufe der Erkrankung eine Transaminasenerhöhung zeigten, in der Folge auch ein gestörtes oxidatives Gleichgewicht in der Leber entwickelten. Im Plasma waren die dabei gemessenen oxidativen Marker sogar bereits einige Zeit vor dem Transaminasenanstieg erhöht. Als Indikatoren für den Redoxzustand wurden dabei Glutathion und Malondialdehyd in Leberbiopsaten und im Plasma gemessen. Die Autoren folgerten aus den Untersuchungsergebnissen, dass CHC Patienten mit gestörter oxidativer Balance in der Leber ein höheres Risiko haben, im Verlauf der Erkrankung eine Transaminasenerhöhung zu entwickeln [63]. Vor diesem Hintergrund wären in dieser Arbeit positive Korrelationen der GPT- und GOT-Spiegel mit dem Uridinplasmaspiegel denkbar gewesen. Nähme man ein Abfallen des Uridinplasmaspiegels infolge einer allgemeinen Leberschädigung und damit verbundenem Anstieg der Transaminasen an, so muss erwähnt werden, dass in einigen Studien die Transaminasenerhöhung kein repräsentatives Bild der Leberschädigung ergibt: 20-25% aller Patienten mit CHC zeigten dort normalen Transaminasenkonzentrationen im Serum; die Hälfte dieser Patienten jedoch mit entzündlichen und fibrotischen Veränderungen in der Leberbiopsie. 30% der Patienten mit normalen GPT-Konzentrationen zeigten in der Leberbiopsie das Bild einer manifesten Leberfibrose [247]. Nichts fand sich jedoch in der Literatur, ob auch bei geringen Leberschäden bereits Transaminasenerhöhungen vorliegen könnten.

5.12.2 Chronische Hepatitis B, klinisch-chemische Parameter und Uridinplasmaspiegel

In der Gruppe der CHB infizierten Patienten zeigten sich keinerlei signifikante Zusammenhänge zwischen dem Uridinplasmaspiegel und den in dieser Arbeit erhobenen klinisch-chemischen Parametern.

In der Literatur fanden sich keine relevanten Stellen zur Diskussion dieser Ergebnisse.

5.12.3 NAFLD/AFLD, klinisch-chemische Parameter und Uridinplasmaspiegel

In der Gruppe der Patienten NAFLD/AFLD korrelierten insgesamt fünf klinisch-chemische Parameter positiv signifikant mit dem Uridinplasmaspiegel: Cholinesterase (rho = 0.765, p = 0.00001); GPT (rho = 0.503, p = 0.014); Albumin (tau = 0.390, p = 0.0086); Cholesterin (rho = 0.770, p = 0.00001); Triglyzeride (tau = 0.330, p = 0.031) und LDL (tau = 0.500, p = 0.0011).

Bei der NAFLD muss auch bei histologisch nachgewiesener Entzündung, Fibrose und sogar Zirrhose nicht unbedingt eine Transaminasenerhöhung vorliegen [248]. Ansonsten fand sich zu dieser Frage außer den bereits zitierten Stellen nichts Weitergehendes in der Literatur.

5.13 Multiple Regression

Um nach den univariaten Untersuchungen zu den möglichen Einflüssen verschiedener Parameter auf den Uridinplasmaspiegel diese noch einmal insgesamt bezüglich des Uridinplasmaspiegels miteinander in Beziehung zu setzen, wurde in dieser Arbeit eine multiple Regression durchgeführt.

Dabei ergaben sich in der Schätzgleichung folgende Parameter als unabhängige Prediktoren des Uridinplasmaspiegels: Log Cholesterin mit einer positiven Korrelation; CHC, CHB, AFLD/NAFLD und Leberzirrhose mit einer negativen Korrelation. Damit zeigte sich in der multiplen Regression letztendlich eine Bestätigung der Ergebnisse der univariaten Untersuchungen, in denen sich ja bereits signifikante Zusammenhänge dieser Parameter mit dem Uridinplasmaspiegel gezeigt hatten.

Außer den vorgehend bei der Abhandlung der univariaten Ergebnisse zitierten Stellen fand sich in der Literatur nichts über diese Untersuchungen Hinausgehendes bzw. Ergänzendes.

6 Zusammenfassung

Uridinplasmaspiegel bei chronischen Lebererkrankungen wurden in dieser Arbeit erstmals untersucht. Die Leber nimmt bei der Regulierung und Aufrechterhaltung des Uridinplasmaspiegels eine zentrale Rolle ein. Die Synthese von Uridin hängt dabei wesentlich von der intakten Funktion hepatozytärer Mitochondrien ab. In der vorliegenden Arbeit wurde der Uridinplasmaspiegel von Patienten mit chronischer Hepatitis C, chronischer Hepatitis B, alkoholischer und nichtalkoholischer Lebererkrankung sowie einer Kontrollgruppe, bestehend aus Personen mit ausgeschlossener Lebererkrankung, untersucht. Alle untersuchten Erkrankungen können die Mitochondrien in Hepatozyten schädigen.

Die bestimmten mittleren Uridinplasmaspiegel lagen sowohl in der uni- als auch in der multivariaten Analyse in den Patientengruppen mit chronischer Hepatitis C, B und alkoholischer/nichtalkoholischer Lebererkrankung jeweils signifikant unter dem in der lebergesunden Kontrollgruppe gemessenen Spiegel. Im Vergleich mit der Literatur handelt es sich dabei sowohl bei der Gesunden- als auch bei der Patientengruppe um vergleichsweise zahlenstarke und in sich vergleichbare Kollektive.

In der Patientengruppe mit CHC zeigten sich Hinweise auf einen erniedrigten mittleren Uridinplasmaspiegel bei hohen Viruslasten. Im Gesamtkollektiv war das Vorliegen und die Ausprägung einer sonographisch und bioptisch evaluierten Leberzirrhose sowie der Child-Pugh-Index signifikant negativ mit dem Uridinplasmaspiegel assoziiert. Der Nachweis einer Lebersteatose zeigte im Vergleich mit der Kontrollgruppe in der Gruppe alkoholische/nichtalkoholische Lebererkrankung einen signifikant erniedrigten Uridinplasmaspiegel, nicht aber in den Gruppen mit chronischer Hepatitis C und B. Die klinisch-chemischen und hämatologischen Parameter Albumin, Quickwert, Cholesterin- sowie die LDL-Konzentration waren signifikant positiv, die GOT-Konzentration signifikant negativ mit dem Uridinplasmaspiegel korreliert. Keine signifikanten Zusammenhänge ergaben sich zwischen Uridinplasmaspiegel und dem histologischen Grad der Leberentzündung und -fibrose, chronischem Alkoholkonsum, Typ 2 Diabetes mellitus und der Demographie.

Die relativ erniedrigt gemessenen Uridinplasmaspiegel in dieser Arbeit liegen nach Vergleich mit der Literatur alle noch im physiologischen Bereich; folglich kann nicht von einer pathologischen Erniedrigung gesprochen werden. Die Ergebnisse zeigen jedoch, dass der Uridinplasmaspiegel bei den untersuchten chronischen Lebererkrankungen und insbesondere bei gravierenderen Leberschädigungen wie bei Vorliegen einer Leberzirrhose erniedrigt ist, und trotz hoher Standardabweichungen einen Marker für den Verlauf der Leberschädigung darstellen kann. Die relativ hoch bestimmten Standardabweichungen der Uridinplasmaspiegel lassen sich durch die multifaktoriellen Einflüsse auf die Spiegel erklären.

Vor dem Hintergrund der Ergebnisse dieser Arbeit wären weitere Untersuchungen bezüglich des Uridinplasmaspiegels wünschenswert. Dabei könnten ausgewiesene Marker oxidativen Stresses wie beispielsweise die zelluläre und mitochondriale Glutathionkonzentration oder das Verhältnis mitochondrialer zu nukleärer DNA als Maß für die mitochondriale Beeinträchtigung bestimmt werden. Weiterhin wäre auch eine Untersuchung der Uridinplasmaspiegel im Verlauf chronischer Lebererkrankungen, sowie die Frage einer positiven Beeinflussung des Krankheitsverlaufes durch eine Supplementierung interessant.

7 Literaturverzeichnis

1. Loeffler, M. and E. Zameitat, *Pyrimidine Biosynthesis*. Encyclopedia of Biological Chemistry Volume 3, 2004. p. 600-605.

2. Geiger, A. and S. Yamasaki, *Cytidine and uridine requirement of the brain*. J Neurochem, 1956. **1**(2): p. 93-100.

3. Scriver, C.R., *The Metabolic and Molecular Bases of Inherited Disease (Vol. II)*, 1995. **7th edn.**

4. Traut, T.W. and M.E. Jones, *Uracil metabolism-UMP synthesis from orotic acid or uridine and conversion of uracil to beta-alanine: enzymes and cDNAs*. Prog Nucleic Acid Res Mol Biol, 1996. **53**: p. 1-78.

5. Connolly, G.P. and J.A. Duley, *Uridine and its nucleotides: biological actions, therapeutic potentials*. Trends Pharmacol Sci, 1999. **20**(5): p. 218-25.

6. King, M.P. and G. Attardi, *Human cells lacking mtDNA: repopulation with exogenous mitochondria by complementation*. Science, 1989. **246**(4929): p. 500-3.

7. Walker, U., Venhoff N, *Uridine in the prevention and treatment of NRTI related mitochondrial toxicity*. Antiviral Therapie, 2005. **10, Supplement 2**: p. M118.

8. Barnard, E.A., J. Simon, and T.E. Webb, *Nucleotide receptors in the nervous system. An abundant component using diverse transduction mechanisms*. Mol Neurobiol, 1997. **15**(2): p. 103-29.

9. Communi, D., et al., *Cloning and functional expression of a human uridine nucleotide receptor*. J Biol Chem, 1995. **270**(52): p. 30849-52.

10. Seifert, R. and G. Schultz, *Involvement of pyrimidinoceptors in the regulation of cell functions by uridine and by uracil nucleotides*. Trends Pharmacol Sci, 1989. **10**(9): p. 365-9.

11. Ronquist, G. and F. Niklasson, *Uridine, xanthine, and urate contents in human seminal plasma*. Arch Androl, 1984. **13**(1): p. 63-70.

12. Ronquist, G., B. Stegmayr, and F. Niklasson, *Sperm motility and interactions among seminal uridine, xanthine, urate, and ATPase in fertile and infertile men*. Arch Androl, 1985. **15**(1): p. 21-7.

13. Gonzalez, F.J. and P. Fernandez-Salguero, *Diagnostic analysis, clinical importance and molecular basis of dihydropyrimidine dehydrogenase deficiency*. Trends Pharmacol Sci, 1995. **16**(10): p. 325-7.

14. Siggins, G.R., et al., *Purine and pyrimidine mononucleotides depolarise neurones of explanted amphibian sympathetic ganglia*. Nature, 1977. **270**(5634): p. 263-5.

15. Jankowski, V., et al., *Uridine adenosine tetraphosphate: a novel endothelium-derived vasoconstrictive factor*. Nat Med, 2005. **11**(2): p. 223-7.

16. Loeffler, M., et al., *Pyrimidine pathways in health and disease.* Trends Mol Med, 2005. **11**(9): p. 430-7.

17. Becroft, D.M., L.I. Phillips, and A. Simmonds, *Hereditary orotic aciduria: long-term therapy with uridine and a trial of uracil.* J Pediatr, 1969. **75**(5): p. 885-91.

18. Moyer, J.D., J.T. Oliver, and R.E. Handschumacher, *Salvage of circulating pyrimidine nucleosides in the rat.* Cancer Res, 1981. **41**(8): p. 3010-7.

19. Karle, J.M., L.W. Anderson, and R.L. Cysyk, *Effect of plasma concentrations of uridine on pyrimidine biosynthesis in cultured L1210 cells.* J Biol Chem, 1984. **259**(1): p. 67-72.

20. Cao, D., et al., *Abnormalities in uridine homeostatic regulation and pyrimidine nucleotide metabolism as a consequence of the deletion of the uridine phosphorylase gene.* J Biol Chem, 2005. **280**(22): p. 21169-75.

21. Ahmed, N.K., R.C. Haggitt, and A.D. Welch, *Enzymes of salvage and de novo pathways of synthesis of pyrimidine nucleotides in human colorectal adenocarcinomas.* Biochem Pharmacol, 1982. **31**(15): p. 2485-8.

22. Denton, J.E., et al., *Enzymology of pyrimidine and carbohydrate metabolism in human colon carcinomas.* Cancer Res, 1982. **42**(3): p. 1176-83.

23. Weber, G., et al., *Purine and pyrimidine enzymic programs and nucleotide pattern in sarcoma.* Cancer Res, 1983. **43**(3): p. 1019-23.

24. Weber, G., et al., *Biochemical strategy of the genome as expressed in regulation of pyrimidine metabolism.* Adv Enzyme Regul, 1977. **16**: p. 3-19.

25. Darnowski, J.W. and R.E. Handschumacher, *Tissue uridine pools: evidence in vivo of a concentrative mechanism for uridine uptake.* Cancer Res, 1986. **46**(7): p. 3490-4.

26. Gasser, T., J.D. Moyer, and R.E. Handschumacher, *Novel single-pass exchange of circulating uridine in rat liver.* Science, 1981. **213**(4509): p. 777-8.

27. Moyer, J.D. and R.E. Handschumacher, *Selective inhibition of pyrimidine synthesis and depletion of nucleotide pools by N-(phosphonacetyl)-L-aspartate.* Cancer Res, 1979. **39**(8): p. 3089-94.

28. Levine, R., *A review: biological and clinical aspects of pyrimidine metabolism.* 1975.

29. Monks, A. and R.L. Cysyk, *Uridine regulation by the isolated rat liver: perfusion with an artificial oxygen carrier.* Am J Physiol, 1982. **242**(5): p. R465-70.

30. Holstege, A., et al., *Uridine catabolism by the isolated perfused rat liver.* J Hepatol, 1992. **14**(2-3): p. 335-41.

31. Pizzorno, G., et al., *Homeostatic control of uridine and the role of uridine phosphorylase: a biological and clinical update.* Biochim Biophys Acta, 2002. **1587**(2-3): p. 133-44.

32. Webster, D., et al., *Hereditary orotic aciduria and other disorders of pyrimidine metabolism.* The Metabolic and Molecular Bases of Inherited Disease, 8th ed (Scriver CR, et al., editors), 2001. **2**: p. 2663-2704.

33. Holstege, A., et al., *Uridine catabolism in Kupffer cells, endothelial cells, and hepatocytes.* Eur J Biochem, 1985. **149**(1): p. 169-73.

34. Liu, M.P., et al., *Discrete roles of hepatocytes and nonparenchymal cells in uridine catabolism as a component of its homeostasis.* Am J Physiol, 1998. **274**(6 Pt 1): p. G1018-23.

35. Simmonds, H.A., *Enzymes of nucleotide biosynthesis: differences between intact and lysed cells as well as between species and tissues can be important.* Biochem Soc Trans, 1995. **23**(4): p. 877-9.

36. Moyer, J.D., N. Malinowski, and O. Ayers, *Salvage of circulating pyrimidine nucleosides by tissues of the mouse.* J Biol Chem, 1985. **260**(5): p. 2812-8.

37. Berman, P. and E. Harley, *Orotate uptake and metabolism by human erythrocytes.* Adv Exp Med Biol, 1984. **165 Pt A**: p. 367-71.

38. Chen, J.J. and M.E. Jones, *The cellular location of dihydroorotate dehydrogenase: relation to de novo biosynthesis of pyrimidines.* Arch Biochem Biophys, 1976. **176**(1): p. 82-90.

39. Hines, V., L.D. Keys, 3rd, and M. Johnston, *Purification and properties of the bovine liver mitochondrial dihydroorotate dehydrogenase.* J Biol Chem, 1986. **261**(24): p. 11386-92.

40. Angermuller, S. and M. Loeffler, *Localization of dihydroorotate oxidase in myocardium and kidney cortex of the rat. An electron microscopic study using the cerium technique.* Histochem Cell Biol, 1995. **103**(4): p. 287-92.

41. Loeffler, M., et al., *Dihydroorotat-ubiquinone oxidoreductase links mitochondria in the biosynthesis of pyrimidine nucleotides.* Mol Cell Biochem, 1997. **174**(1-2): p. 125-9.

42. Löffler, M., et al., *Catalytic enzyme histochemistry and biochemical analysis of dihydroorotate dehydrogenase/oxidase and succinate dehydrogenase in mammilian tissues, cells and mitochondria.* Histochem Cell Biol, 1996. **105**: p. 119-128.

43. Ruckemann, K., et al., *Leflunomide inhibits pyrimidine de novo synthesis in mitogen-stimulated T-lymphocytes from healthy humans.* J Biol Chem, 1998. **273**(34): p. 21682-91.

44. Najarian, T. and T.W. Traut, *Nifedipine and nimodipine competitively inhibit uridine kinase and orotidine-phosphate decarboxylase: theoretical relevance to poor outcome in stroke.* Neurorehabil Neural Repair, 2000. **14**(3): p. 237-41.

45. McLean, J.E., et al., *Multiple inhibitor analysis of the brequinar and leflunomide binding sites on human dihydroorotate dehydrogenase.* Biochemistry, 2001. **40**(7): p. 2194-200.

46. Gattermann, N., et al., *Severe impairment of nucleotide synthesis through inhibition of mitochondrial respiration.* Nucleosides Nucleotides Nucleic Acids, 2004. **23**(8-9): p. 1275-9.

47. Beuneu, C., R. Auger and M. Loeffler, *Indirect inhibition of mitochondrial dihydroorotate dehydrogenase activity by nitric oxide.* Free Radic Biol Med, 2000. **28**(8): p. 1206-13

48. Nagy, M., F. Lacroute, and D. Thomas, *Divergent evolution of pyrimidine biosynthesis between anaerobic and aerobic yeasts.* Proc Natl Acad Sci U S A, 1992. **89**(19): p. 8966-70.

49. Wong, W. and N. Terrault, *Update on chronic hepatitis C.* Clin Gastroenterol Hepatol, 2005. **3**(6): p. 507-20.

50. Uchida, T. and T. Shikata, *Hepatitis C virus appears to replicate not only in hepatocytes but also in hepatocellular carcinoma cells as demonstrated by immunostaining.* Pathol Int, 1994. **44**(12): p. 832-6.

51. Koziel, M.J., *The role of immune responses in the pathogenesis of hepatitis C virus infection.* J Viral Hepat, 1997. **4 Suppl 2**: p. 31-41.

52. Uchida, T., *Pathology of hepatitis C.* Intervirology, 1994. **37**(2): p. 126-32.

53. Seeff, L.B., *Natural history of chronic hepatitis C.* Hepatology, 2002. **36**(5 Suppl 1): p. S35-46.

54. Shepard, C.W., L. Finelli, and M.J. Alter, *Global epidemiology of hepatitis C virus infection.* Lancet Infect Dis, 2005. **5**(9): p. 558-67.

55. *Virushepatitis B, C und D im Jahr 2005.* Epidemiologisches Bulletin des Robert Koch Instituts, 2006(46): p. 399-410.

56. Hughes, C.A. and S.D. Shafran, *Chronic hepatitis C virus management: 2000-2005 update.* Ann Pharmacother, 2006. **40**(1): p. 74-82.

57. Manns, M.P., et al., *Peginterferon alfa-2b plus ribavirin compared with interferon alfa-2b plus ribavirin for initial treatment of chronic hepatitis C: a randomised trial.* Lancet, 2001. **358**(9286): p. 958-65.

58. Cerny, A. and F.V. Chisari, *Pathogenesis of chronic hepatitis C: immunological features of hepatic injury and viral persistence.* Hepatology, 1999. **30**(3): p. 595-601.

59. Barbaro, G., et al., *Hepatocellular mitochondrial alterations in patients with chronic hepatitis C: ultrastructural and biochemical findings.* Am J Gastroenterol, 1999. **94**(8): p. 2198-205.

60. Valgimigli, M., et al., *Oxidative stress EPR measurement in human liver by radical-probe technique. Correlation with etiology, histology and cell proliferation.* Free Radic Res, 2002. **36**(9): p. 939-48.

61. Moriya, K., et al., *Oxidative stress in the absence of inflammation in a mouse model for hepatitis C virus-associated hepatocarcinogenesis.* Cancer Res, 2001. **61**(11): p. 4365-70.

62. Okuda, M., et al., *Mitochondrial injury, oxidative stress, and antioxidant gene expression are induced by hepatitis C virus core protein.* Gastroenterology, 2002. **122**(2): p. 366-75.

63. Vendemiale, G., et al., *Oxidative stress in symptom-free HCV carriers: relation with ALT flare-up.* Eur J Clin Invest, 2001. **31**(1): p. 54-63.

64. Paradis, V., et al., *In situ detection of lipid peroxidation by-products in chronic liver diseases.* Hepatology, 1997. **26**(1): p. 135-42.

65. Serejo, F., et al., *Oxidative stress in chronic hepatitis C: the effect of interferon therapy and correlation with pathological features.* Can J Gastroenterol, 2003. **17**(11): p. 644-50.

66. Benali-Furet, N.L., et al., *Hepatitis C virus core triggers apoptosis in liver cells by inducing ER stress and ER calcium depletion.* Oncogene, 2005. **24**(31): p. 4921-33.

67. Gong, G., et al., *Human hepatitis C virus NS5A protein alters intracellular calcium levels, induces oxidative stress, and activates STAT-3 and NF-kappa B.* Proc Natl Acad Sci U S A, 2001. **98**(17): p. 9599-604.

68. Tardif, K.D., K. Mori, and A. Siddiqui, *Hepatitis C virus subgenomic replicons induce endoplasmic reticulum stress activating an intracellular signaling pathway.* J Virol, 2002. **76**(15): p. 7453-9.

69. Tardif, K.D., G. Waris, and A. Siddiqui, *Hepatitis C virus, ER stress, and oxidative stress.* Trends Microbiol, 2005. **13**(4): p. 159-63.

70. Rizzuto, R., M.R. Duchen, and T. Pozzan, *Flirting in little space: the ER/mitochondria Ca2+ liaison.* Sci STKE, 2004. **2004**(215): p. re1.

71. Rizzuto, R., et al., *Close contacts with the endoplasmic reticulum as determinants of mitochondrial Ca2+ responses.* Science, 1998. **280**(5370): p. 1763-6.

72. Filippin, L., et al., *Stable interactions between mitochondria and endoplasmic reticulum allow rapid accumulation of calcium in a subpopulation of mitochondria.* J Biol Chem, 2003. **278**(40): p. 39224-34.

73. Rizzuto, R. and T. Pozzan, *Microdomains of intracellular Ca2+: molecular determinants and functional consequences.* Physiol Rev, 2006. **86**(1): p. 369-408.

74. Schwer, B., et al., *Targeting of hepatitis C virus core protein to mitochondria through a novel C-terminal localization motif.* J Virol, 2004. **78**(15): p. 7958-68.

75. Walter, L. and G. Hajnoczky, *Mitochondria and endoplasmic reticulum: the lethal interorganelle cross-talk.* J Bioenerg Biomembr, 2005. **37**(3): p. 191-206.

76. Korenaga, M., et al., *Hepatitis C virus core protein inhibits mitochondrial electron transport and increases reactive oxygen species (ROS) production.* J Biol Chem, 2005. **280**(45): p. 37481-8.

77. Suzuki, R., et al., *Molecular determinants for subcellular localization of hepatitis C virus core protein.* J Virol, 2005. **79**(2): p. 1271-81.

78. Piccoli, C., et al., *Mitochondrial dysfunction in hepatitis C virus infection.* Biochim Biophys Acta, 2006. **1757**(9-10): p. 1429-37.

79. Wang, T. and S.A. Weinman, *Causes and consequences of mitochondrial reactive oxygen species generation in hepatitis C.* J Gastroenterol Hepatol, 2006. **21 Suppl 3**: p. S34-7.

80. Deryabina, Y.I., E.P. Isakova, and R.A. Zvyagilskaya, *Mitochondrial calcium transport systems: properties, regulation, and taxonomic features.* Biochemistry (Mosc), 2004. **69**(1): p. 91-102.

81. Brookes, P.S., et al., *Calcium, ATP, and ROS: a mitochondrial love-hate triangle.* Am J Physiol Cell Physiol, 2004. **287**(4): p. C817-33.

82. Ermak, G. and K.J. Davies, *Calcium and oxidative stress: from cell signaling to cell death.* Mol Immunol, 2002. **38**(10): p. 713-21.

83. Alderton, W.K., C.E. Cooper, and R.G. Knowles, *Nitric oxide synthases: structure, function and inhibition.* Biochem J, 2001. **357**(Pt 3): p. 593-615.

84. Ghafourifar, P. and E. Cadenas, *Mitochondrial nitric oxide synthase.* Trends Pharmacol Sci, 2005. **26**(4): p. 190-5.

85. Olafsdottir, K., G.A. Pascoe, and D.J. Reed, *Mitochondrial glutathione status during Ca2+ ionophore-induced injury to isolated hepatocytes.* Arch Biochem Biophys, 1988. **263**(1): p. 226-35.

86. Lemasters, J.J. and A.L. Nieminen, *Mitochondrial oxygen radical formation during reductive and oxidative stress to intact hepatocytes.* Biosci Rep, 1997. **17**(3): p. 281-91.

87. Taylor, E.R., et al., *Reversible glutathionylation of complex I increases mitochondrial superoxide formation.* J Biol Chem, 2003. **278**(22): p. 19603-10.

88. Browning, J.D. and J.D. Horton, *Molecular mediators of hepatic steatosis and liver injury.* J Clin Invest, 2004. **114**(2): p. 147-52.

89. Shiva, S. and V.M. Darley-Usmar, *Control of the nitric oxide-cytochrome c oxidase signaling pathway under pathological and physiological conditions.* IUBMB Life, 2003. **55**(10-11): p. 585-90.

90. Nakamura, H., *[Experimental and clinical aspects of oxidative stress and redox regulation].* Rinsho Byori, 2003. **51**(2): p. 109-14.

91. Inoue, M., et al., *Mitochondrial generation of reactive oxygen species and its role in aerobic life.* Curr Med Chem, 2003. **10**(23): p. 2495-505.

92. Papa, S. and V.P. Skulachev, *Reactive oxygen species, mitochondria, apoptosis and aging.* Mol Cell Biochem, 1997. **174**(1-2): p. 305-19.

93. DeLeve, L.D. and N. Kaplowitz, *Importance and regulation of hepatic glutathione.* Semin Liver Dis, 1990. **10**(4): p. 251-66.

94. Swietek, K. and J. Juszczyk, *Reduced glutathione concentration in erythrocytes of patients with acute and chronic viral hepatitis.* J Viral Hepat, 1997. **4**(2): p. 139-41.

95. Bureau, C., et al., *Nonstructural 3 protein of hepatitis C virus triggers an oxidative burst in human monocytes via activation of NADPH oxidase.* J Biol Chem, 2001. **276**(25): p. 23077-83.

96. Kountouras, J., C. Zavos, and D. Chatzopoulos, *Apoptosis in hepatitis C.* J Viral Hepat, 2003. **10**(5): p. 335-42.

97. Ray, R.B. and R. Ray, *Hepatitis C virus core protein: intriguing properties and functional relevance.* FEMS Microbiol Lett, 2001. **202**(2): p. 149-56.

98. Hayashi, N. and E. Mita, *Fas system and apoptosis in viral hepatitis.* J Gastroenterol Hepatol, 1997. **12**(9-10): p. S223-6.

99. Cohen, G.M., *Caspases: the executioners of apoptosis.* Biochem J, 1997. **326 (Pt 1)**: p. 1-16.

100. Green, D.R. and J.C. Reed, *Mitochondria and apoptosis.* Science, 1998. **281**(5381): p. 1309-12.

101. Prikhod'ko, E.A., et al., *The NS3 protein of hepatitis C virus induces caspase-8-mediated apoptosis independent of its protease or helicase activities.* Virology, 2004. **329**(1): p. 53-67.

102. Korenaga, M., et al., *Mitochondrial dysfunction in hepatitis C.* J Clin Gastroenterol, 2005. **39**(4 Suppl 2): p. S162-6.

103. Seth, R.B., et al., *Identification and characterization of MAVS, a mitochondrial antiviral signaling protein that activates NF-kappaB and IRF 3.* Cell, 2005. **122**(5): p. 669-82.

104. Xu, L.G., et al., *VISA is an adapter protein required for virus-triggered IFN-beta signaling.* Mol Cell, 2005. **19**(6): p. 727-40.

105. Houglum, K., et al., *A pilot study of the effects of d-alpha-tocopherol on hepatic stellate cell activation in chronic hepatitis C.* Gastroenterology, 1997. **113**(4): p. 1069-73.

106. Severi, T., et al., *Hepatitis B virus replication causes oxidative stress in HepAD38 liver cells.* Mol Cell Biochem, 2006. **290**(1-2): p. 79-85.

107. Bolukbas, C., et al., *Increased oxidative stress associated with the severity of the liver disease in various forms of hepatitis B virus infection.* BMC Infect Dis, 2005. **5**: p. 95.

108. Fan, Y.C., et al., *[Oxidative stress in patients with chronic hepatitis B before and after interferon alpha-2b treatment].* Zhonghua Shi Yan He Lin Chuang Bing Du Xue Za Zhi, 2007. **21**(1): p. 23-5.

109. Dikici, I., et al., *Investigation of oxidative stress and some antioxidants in patients with acute and chronic viral hepatitis B and the effect of interferon-alpha treatment.* Clin Biochem, 2005. **38**(12): p. 1141-4.

110. Chen, J. and A. Siddiqui, *Hepatitis B virus X protein stimulates the mitochondrial translocation of Raf-1 via oxidative stress.* J Virol, 2007. **81**(12): p. 6757-60.

111. Lee, Y.I., et al., *Human hepatitis B virus-X protein alters mitochondrial function and physiology in human liver cells.* J Biol Chem, 2004. **279**(15): p. 15460-71.

112. Rahmani, Z., et al., *Hepatitis B virus X protein colocalizes to mitochondria with a human voltage-dependent anion channel, HVDAC3, and alters its transmembrane potential.* J Virol, 2000. **74**(6): p. 2840-6.

113. Shirakata, Y. and K. Koike, *Hepatitis B virus X protein induces cell death by causing loss of mitochondrial membrane potential.* J Biol Chem, 2003. **278**(24): p. 22071-8.

114. Boya, P., et al., *Viral proteins targeting mitochondria: controlling cell death.* Biochim Biophys Acta, 2004. **1659**(2-3): p. 178-89.

115. Takada, S., et al., *Association of hepatitis B virus X protein with mitochondria causes mitochondrial aggregation at the nuclear periphery, leading to cell death.* Oncogene, 1999. **18**(50): p. 6965-73.

116. Bouchard, M.J., L.H. Wang, and R.J. Schneider, *Calcium signaling by HBx protein in hepatitis B virus DNA replication.* Science, 2001. **294**(5550): p. 2376-8.

117. Sulowska, Z., et al., *Oxidative burst response of neutrophils primed with PreS1 antigen of hepatitis B virus in patients with chronic hepatitis B and convalescents.* J Viral Hepat, 1996. **3**(6): p. 293-9.

118. Bellentani, S., et al., *The epidemiology of fatty liver.* Eur J Gastroenterol Hepatol, 2004. **16**(11): p. 1087-93.

119. Grove, J., et al., *The RsaI polymorphism of CYP2E1 and susceptibility to alcoholic liver disease in Caucasians: effect on age of presentation and dependence on alcohol dehydrogenase genotype.* Pharmacogenetics, 1998. **8**(4): p. 335-42.

120. Day, C.P., *Genes or environment to determine alcoholic liver disease and non-alcoholic fatty liver disease.* Liver Int, 2006. **26**(9): p. 1021-8.

121. Coates, R.A., et al., *Risk of fatty infiltration or cirrhosis of the liver in relation to ethanol consumption: a case-control study.* Clin Invest Med, 1986. **9**(1): p. 26-32.

122. Duvnjak, M., et al., *Pathogenesis and management issues for non-alcoholic fatty liver disease.* World J Gastroenterol, 2007. **13**(34): p. 4539-50.

123. Kraus, L., *Epidemiologisches Suchtsurvey 2006.* Sucht, 2008. **54** (Sonderheft 1).

124. Mantena, S.K., et al., *Novel interactions of mitochondria and reactive oxygen/nitrogen species in alcohol mediated liver disease.* World J Gastroenterol, 2007. **13**(37): p. 4967-73.

125. Robin, M.A., et al., *Ethanol increases mitochondrial cytochrome P450 2E1 in mouse liver and rat hepatocytes.* FEBS Letters, 2005. **579**(30): p. 6895-902.

126. Lieber, C.S., *CYP2E1: from ASH to NASH.* Hepatol Res, 2004. **28**(1): p. 1-11.

127. Adam-Vizi, V., *Production of reactive oxygen species in brain mitochondria: contribution by electron transport chain and non-electron transport chain sources.* Antioxidants & Redox Signaling, 2005. **7**(9-10): p. 1140-9.

128. Tretter, L. and V. Adam-Vizi, *Alpha-ketoglutarate dehydrogenase: a target and generator of oxidative stress.* Philosophical Transactions of the Royal Society of London - Series B: Biological Sciences, 2005. **360**(1464): p. 2335-45.

129. Arai, M., *[Effect of ethanol on the intestinal uptake of endotoxin].* Nippon Shokakibyo Gakkai Zasshi, 1986. **83**(5): p. 1060.

130. Thurman, R.G., *II. Alcoholic liver injury involves activation of Kupffer cells by endotoxin.* Am J Physiol, 1998. **275**(4 Pt 1): p. G605-11.

131. Bailey, S.M., et al., *S-adenosylmethionine prevents chronic alcohol-induced mitochondrial dysfunction in the rat liver.* Am J Physiol Gastrointest Liver Physiol, 2006. **291**(5): p. G857-67.

132. Venkatraman, A., et al., *Modification of the mitochondrial proteome in response to the stress of ethanol-dependent hepatotoxicity.* J Biol Chem, 2004. **279**(21): p. 22092-101.

133. Venkatraman, A., et al., *Chronic alcohol consumption increases the sensitivity of rat liver mitochondrial respiration to inhibition by nitric oxide.* Hepatology, 2003. **38**(1): p. 141-7.

134. Halliwell, B., *Free Radicals in Biology and Medicine.* 1999. **Third edition.**

135. Bailey, S.M. and C.C. Cunningham, *Contribution of mitochondria to oxidative stress associated with alcoholic liver disease.* Free Radic Biol Med, 2002. **32**(1): p. 11-6.

136. Hoek, J.B., A. Cahill, and J.G. Pastorino, *Alcohol and mitochondria: a dysfunctional relationship.* Gastroenterology, 2002. **122**(7): p. 2049-63.

137. Bailey, S.M. and C.C. Cunningham, *Acute and chronic ethanol increases reactive oxygen species generation and decreases viability in fresh, isolated rat hepatocytes.* Hepatology, 1998. **28**(5): p. 1318-26.

138. Coleman, W.B. and C.C. Cunningham, *Effects of chronic ethanol consumption on the synthesis of polypeptides encoded by the hepatic mitochondrial genome.* Biochim Biophys Acta, 1990. **1019**(2): p. 142-50.

139. Thayer, W.S., T. Ohnishi, and E. Rubin, *Characterization of iron-sulfur clusters in rat liver submitochondrial particles by electron paramagnetic resonance spectroscopy. Alterations produced by chronic ethanol consumption.* Biochim Biophys Acta, 1980. **591**(1): p. 22-36.

140. Thayer, W.S. and E. Rubin, *Molecular alterations in the respiratory chain of rat liver after chronic ethanol consumption.* J Biol Chem, 1981. **256**(12): p. 6090-7.

141. Ivester, P., et al., *Ethanol self-administration and alterations in the livers of the cynomolgus monkey, Macaca fascicularis.* Alcohol Clin Exp Res, 2007. **31**(1): p. 144-55.

142. Cunningham, C.C., W.B. Coleman, and P.I. Spach, *The effects of chronic ethanol consumption on hepatic mitochondrial energy metabolism.* Alcohol Alcohol, 1990. **25**(2-3): p. 127-36.

143. Cahill, A. and C.C. Cunningham, *Effects of chronic ethanol feeding on the protein composition of mitochondrial ribosomes.* Electrophoresis, 2000. **21**(16): p. 3420-6.

144. Cahill, A., X. Wang, and J.B. Hoek, *Increased oxidative damage to mitochondrial DNA following chronic ethanol consumption.* Biochem Biophys Res Commun, 1997. **235**(2): p. 286-90.

145. Patel, V.B. and C.C. Cunningham, *Altered hepatic mitochondrial ribosome structure following chronic ethanol consumption.* Arch Biochem Biophys, 2002. **398**(1): p. 41-50.

146. Bailey, S.M. and C.C. Cunningham, *Effect of dietary fat on chronic ethanol-induced oxidative stress in hepatocytes.* Alcohol Clin Exp Res, 1999. **23**(7): p. 1210-8.

147. Spach, P.I., R.E. Bottenus, and C.C. Cunningham, *Control of adenine nucleotide metabolism in hepatic mitochondria from rats with ethanol-induced fatty liver.* Biochem J, 1982. **202**(2): p. 445-52.

148. Venkatraman, A., et al., *The role of iNOS in alcohol-dependent hepatotoxicity and mitochondrial dysfunction in mice.* Hepatology, 2004. **40**(3): p. 565-73.

149. McKim, S.E., et al., *Inducible nitric oxide synthase is required in alcohol-induced liver injury: studies with knockout mice.* Gastroenterology, 2003. **125**(6): p. 1834-44.

150. Radi, R., A. Cassina, and R. Hodara, *Nitric oxide and peroxynitrite interactions with mitochondria.* Biol Chem, 2002. **383**(3-4): p. 401-9.

151. Radi, R., et al., *Peroxynitrite reactions and formation in mitochondria.* Free Radic Biol Med, 2002. **33**(11): p. 1451-64.

152. Hensley, K., et al., *Dietary choline restriction causes complex I dysfunction and increased H_2O_2 generation in liver mitochondria.* Carcinogenesis, 2000. **21**(5): p. 983-9.

153. Brookes, P.S., et al., *Control of mitochondrial respiration by NO*, effects of low oxygen and respiratory state.* J Biol Chem, 2003. **278**(34): p. 31603-9.

154. Donohue, T.M., Jr., *Alcohol-induced steatosis in liver cells.* World J Gastroenterol, 2007. **13**(37): p. 4974-8.

155. Bjornsson, E. and P. Angulo, *Hepatitis C and steatosis.* Arch Med Res, 2007. **38**(6): p. 621-7.

156. Ludwig, J., et al., *Nonalcoholic steatohepatitis: Mayo Clinic experiences with a hitherto unnamed disease.* Mayo Clin Proc, 1980. **55**(7): p. 434-8.

157. Clark, J.M. and A.M. Diehl, *Nonalcoholic fatty liver disease: an underrecognized cause of cryptogenic cirrhosis.* Jama, 2003. **289**(22): p. 3000-4.

158. Neuschwander-Tetri, B.A. and S.H. Caldwell, *Nonalcoholic steatohepatitis: summary of an AASLD Single Topic Conference.* Hepatology, 2003. **37**(5): p. 1202-19.

159. Falck-Ytter, Y., et al., *Clinical features and natural history of nonalcoholic steatosis syndromes.* Semin Liver Dis, 2001. **21**(1): p. 17-26.

160. Saadeh, S., et al., *The utility of radiological imaging in nonalcoholic fatty liver disease.* Gastroenterology, 2002. **123**(3): p. 745-50.

161. Angulo, P., *Nonalcoholic fatty liver disease.* N Engl J Med, 2002. **346**(16): p. 1221-31.

162. Andersen, T., P. Christoffersen, and C. Gluud, *The liver in consecutive patients with morbid obesity: a clinical, morphological, and biochemical study.* Int J Obes, 1984. **8**(2): p. 107-15.

163. Wanless, I.R. and J.S. Lentz, *Fatty liver hepatitis (steatohepatitis) and obesity: an autopsy study with analysis of risk factors.* Hepatology, 1990. **12**(5): p. 1106-10.

164. Angulo, P., et al., *Independent predictors of liver fibrosis in patients with nonalcoholic steatohepatitis.* Hepatology, 1999. **30**(6): p. 1356-62.

165. Yeh, M.M. and E.M. Brunt, *Pathology of nonalcoholic fatty liver disease.* Am J Clin Pathol, 2007. **128**(5): p. 837-47.

166. Brunt, E.M., et al., *Nonalcoholic steatohepatitis: a proposal for grading and staging the histological lesions.* Am J Gastroenterol, 1999. **94**(9): p. 2467-74.

167. Ground, K.E., *Liver pathology in aircrew.* Aviat Space Environ Med, 1982. **53**(1): p. 14-8.

168. Day, C.P. and O.F. James, *Steatohepatitis: a tale of two "hits"?* Gastroenterology, 1998. **114**(4): p. 842-5.

169. Charlton, M., et al., *Apolipoprotein synthesis in nonalcoholic steatohepatitis.* Hepatology, 2002. **35**(4): p. 898-904.

170. Marchesini, G., et al., *Association of nonalcoholic fatty liver disease with insulin resistance.* Am J Med, 1999. **107**(5): p. 450-5.

171. Moller, D.E. and J.S. Flier, *Insulin resistance--mechanisms, syndromes, and implications.* N Engl J Med, 1991. **325**(13): p. 938-48.

172. Sanyal, A.J., et al., *Nonalcoholic steatohepatitis: association of insulin resistance and mitochondrial abnormalities.* Gastroenterology, 2001. **120**(5): p. 1183-92.

173. Caldwell, S.H., et al., *Mitochondrial abnormalities in non-alcoholic steatohepatitis.* J Hepatol, 1999. **31**(3): p. 430-4.

174. Cortez-Pinto, H., et al., *Alterations in liver ATP homeostasis in human nonalcoholic steatohepatitis: a pilot study.* Jama, 1999. **282**(17): p. 1659-64.

175. Perez-Carreras, M., et al., *Defective hepatic mitochondrial respiratory chain in patients with nonalcoholic steatohepatitis.* Hepatology, 2003. **38**(4): p. 999-1007.

176. Pessayre, D. and B. Fromenty, *NASH: a mitochondrial disease.* J Hepatol, 2005. **42**(6): p. 928-40.

177. Sreekumar, R., et al., *Hepatic gene expression in histologically progressive nonalcoholic steatohepatitis.* Hepatology, 2003. **38**(1): p. 244-51.

178. Harrison, S.A. and A.M. Diehl, *Fat and the liver--a molecular overview.* Semin Gastrointest Dis, 2002. **13**(1): p. 3-16.

179. Rao, M.S. and J.K. Reddy, *Peroxisomal beta-oxidation and steatohepatitis.* Semin Liver Dis, 2001. **21**(1): p. 43-55.

180. Ribeiro, P.S., et al., *Hepatocyte apoptosis, expression of death receptors, and activation of NF-kappaB in the liver of nonalcoholic and alcoholic steatohepatitis patients.* Am J Gastroenterol, 2004. **99**(9): p. 1708-17.

181. Yang, S., et al., *Mitochondrial adaptations to obesity-related oxidant stress.* Arch Biochem Biophys, 2000. **378**(2): p. 259-68.

182. Gao, D., et al., *Oxidative DNA damage and DNA repair enzyme expression are inversely related in murine models of fatty liver disease.* Am J Physiol Gastrointest Liver Physiol, 2004. **287**(5): p. G1070-7.

183. Feldstein, A.E., et al., *Hepatocyte apoptosis and fas expression are prominent features of human nonalcoholic steatohepatitis.* Gastroenterology, 2003. **125**(2): p. 437-43.

184. Pessayre, D., et al., *Mitochondria in steatohepatitis.* Semin Liver Dis, 2001. **21**(1): p. 57-69.

185. Chen, J., et al., *Inhibition of cytochrome c oxidase activity by 4-hydroxynonenal (HNE). Role of HNE adduct formation with the enzyme subunits.* Biochim Biophys Acta, 1998. **1380**(3): p. 336-44.

186. Hruszkewycz, A.M., *Evidence for mitochondrial DNA damage by lipid peroxidation.* Biochem Biophys Res Commun, 1988. **153**(1): p. 191-7.

187. Bissuel, F., et al., *Fulminant hepatitis with severe lactate acidosis in HIV-infected patients on didanosine therapy.* J Intern Med, 1994. **235**(4): p. 367-71.

188. Calabresi, P., et al., *Benzylacyclouridine reverses azidothymidine-induced marrow suppression without impairment of anti-human immunodeficiency virus activity.* Blood, 1990. **76**(11): p. 2210-5.

189. Fortgang, I.S., et al., *Hepatomegaly and steatosis in HIV-infected patients receiving nucleoside analog antiretroviral therapy.* Am J Gastroenterol, 1995. **90**(9): p. 1433-6.

190. Freiman, J.P., et al., *Hepatomegaly with severe steatosis in HIV-seropositive patients.* Aids, 1993. **7**(3): p. 379-85.

191. Lenzo, N.P., B.A. Garas, and M.A. French, *Hepatic steatosis and lactic acidosis associated with stavudine treatment in an HIV patient: a case report.* Aids, 1997. **11**(10): p. 1294-6.

192. Miller, K.D., et al., *Lactic acidosis and hepatic steatosis associated with use of stavudine: report of four cases.* Ann Intern Med, 2000. **133**(3): p. 192-6.

193. Olano, J.P., et al., *Massive hepatic steatosis and lactic acidosis in a patient with AIDS who was receiving zidovudine.* Clin Infect Dis, 1995. **21**(4): p. 973-6.

194. Brinkman, K., et al., *Mitochondrial toxicity induced by nucleoside-analogue reverse-transcriptase inhibitors is a key factor in the pathogenesis of antiretroviral-therapy-related lipodystrophy.* Lancet, 1999. **354**(9184): p. 1112-5.

195. Kakuda, T.N., *Pharmacology of nucleoside and nucleotide reverse transcriptase inhibitor-induced mitochondrial toxicity.* Clin Ther, 2000. **22**(6): p. 685-708.

196. Lewis, W., B.J. Day, and W.C. Copeland, *Mitochondrial toxicity of NRTI antiviral drugs: an integrated cellular perspective.* Nat Rev Drug Discov, 2003. **2**(10): p. 812-22.

197. Walker, U.A., B. Setzer, and N. Venhoff, *Increased long-term mitochondrial toxicity in combinations of nucleoside analogue reverse-transcriptase inhibitors.* Aids, 2002. **16**(16): p. 2165-73.

198. Day, L., C. Shikuma, and M. Gerschenson, *Mitochondrial injury in the pathogenesis of antiretroviral-induced hepatic steatosis and lactic acidemia.* Mitochondrion, 2004. **4**(2-3): p. 95-109.

199. Chariot, P., et al., *Zidovudine-induced mitochondrial disorder with massive liver steatosis, myopathy, lactic acidosis, and mitochondrial DNA depletion.* J Hepatol, 1999. **30**(1): p. 156-60.

200. Gerard, Y., et al., *Symptomatic hyperlactataemia: an emerging complication of antiretroviral therapy.* Aids, 2000. **14**(17): p. 2723-30.

201. Morris, A.A., et al., *Liver failure associated with mitochondrial DNA depletion.* J Hepatol, 1998. **28**(4): p. 556-63.

202. de la Asuncion, J.G., et al., *Zidovudine (AZT) causes an oxidation of mitochondrial DNA in mouse liver.* Hepatology, 1999. **29**(3): p. 985-7.

203. Fouty, B., F. Frerman, and R. Reves, *Riboflavin to treat nucleoside analogue-induced lactic acidosis.* Lancet, 1998. **352**(9124): p. 291-2.

204. Rump, J.A., et al., *Common variable immunodeficiency (CVID) and MxA-protein expression in blood leucocytes.* Clin Exp Immunol, 1995. **101**(1): p. 89-93.

205. Bodnar, A.G., et al., *Respiratory-deficient human fibroblasts exhibiting defective mitochondrial DNA replication.* Biochem J, 1995. **305 (Pt 3)**: p. 817-22.

206. Keilbaugh, S.A., G.A. Hobbs, and M.V. Simpson, *Anti-human immunodeficiency virus type 1 therapy and peripheral neuropathy: prevention of 2',3'-dideoxycytidine toxicity in PC12 cells, a neuronal model, by uridine and pyruvate.* Mol Pharmacol, 1993. **44**(4): p. 702-6.

207. Sommadossi, J.P., et al., *Uridine reverses the toxicity of 3'-azido-3'-deoxythymidine in normal human granulocyte-macrophage progenitor cells in vitro without impairment of antiretroviral activity.* Antimicrob Agents Chemother, 1988. **32**(7): p. 997-1001.

208. Walker, U.A., et al., *Uridine abrogates mitochondrial toxicity related to nucleoside analogue reverse transcriptase inhibitors in HepG2 cells.* Vol. 88 5 1359-6535 5. 2003: 1359-6535. 463-70.

209. Walker, U.A., et al., *Beneficial effects of oral uridine in mitochondrial toxicity.* Aids, 2004. **18**(7): p. 1085-6.

210. Banasch, M., et al., *Uridine supplementation enhances hepatic mitochondrial function in thymidine-analogue treated HIV-infected patients.* Aids, 2006. **20**(11): p. 1554-6.

211. Eckert, R. and P. Langmann, *Untersuchungen zu Uridinplasmaspiegeln bei HIV-Patienten und Probanden.* URL: http://www.opus-bayern.de/uni-wuerzburg/volltexte/2008/2826/ URN: urn:nbn:de:bvb:20-opus-28269, 2008.

212. Simmonds, R.J. and R.A. Harkness, *High-performance liquid chromatographic methods for base and nucleoside analysis in extracellular fluids and in cells.* J Chromatogr, 1981. **226**(2): p. 369-81.

213. Zilly, M. and P. Langmann, et al., *Liquid chromatographic method for the determination of uridine in human serum.* Journal of Chromatography B, 2004. **803**: p. 345–351

214. Williams, M.G., J. Palandra, and E.M. Shobe, *Rapid determination of rat plasma uridine levels by HPLC-ESI-MS utilizing the Captiva plates for sample preparation.* Biomed Chromatogr, 2003. **17**(4): p. 215-8.

215. Foster, D.M., et al, *Allopurinol and enzymes of de novo pyrimidine biosynthesis.* Biochemical Medicine, 1973. **7**(1): p. 61-67.

216. Anderson, P. and B. B., *Alcohol in Europe, A public health perspective.* Institute of Alcohol Studies, UK, 2006.

217. Traut, T.W., *Physiological concentrations of purines and pyrimidines.* Mol Cell Biochem, 1994. **140**(1): p. 1-22.

218. Schwenk, M., E. Hegazy, and V. Lopez del Pino, *Uridine uptake by isolated intestinal epithelial cells of guinea pig.* Biochim Biophys Acta, 1984. **805**(4): p. 370-4.

219. Jarvis, S.M., et al., *Active transport of nucleosides and nucleoside drugs.* Biochem Soc Trans, 1989. **17**(3): p. 448-50.

220. Lee, C.W., C.I. Cheeseman, and S.M. Jarvis, *Na+- and K+-dependent uridine transport in rat renal brush-border membrane vesicles.* Biochim Biophys Acta, 1988. **942**(1): p. 139-49.

221. Plagemann, P.G. and D.P. Richey, *Transport of nucleosides, nucleic acid bases, choline and glucose by animal cells in culture.* Biochim Biophys Acta, 1974. **344**(3-4): p. 263-305.

222. Plagemann, P.G. and C. Woffendin, *Na+-dependent and -independent transport of uridine and its phosphorylation in mouse spleen cells.* Biochim Biophys Acta, 1989. **981**(2): p. 315-25.

223. Plagemann, P.G., R.M. Wohlhueter, and J. Erbe, *Facilitated transport of inosine and uridine in cultured mammalian cells is independent of nucleoside phosphorylases.* Biochim Biophys Acta, 1981. **640**(2): p. 448-62.

224. Bose, R. and E.W. Yamada, *Uridine phosphorylase, molecular properties and mechanism of catalysis.* Biochemistry, 1974. **13**(10): p. 2051-6.

225. Monks, A., O. Ayers, and R.L. Cysyk, *Effect of 5-benzylacyclouridine, a potent inhibitor of uridine phosphorylase, on the metabolism of circulating uridine by the isolated rat liver.* Biochem Pharmacol, 1983. **32**(13): p. 2003-9.

226. Karle, J.M., et al., *Determination of serum and plasma uridine levels in mice, rats, and humans by high-pressure liquid chromatography.* Anal Biochem, 1980. **109**(1): p. 41-6.

227. van Groeningen, C.J., et al., *Clinical and pharmacologic study of orally administered uridine.* J Natl Cancer Inst, 1991. **83**(6): p. 437-41.

228. Yamamoto, T., et al., *Effect of beer on the plasma concentrations of uridine and purine bases.* Metabolism, 2002. **51**(10): p. 1317-23.

229. Yamamoto, T., et al., *Effect of ethanol and fructose on plasma uridine and purine bases.* Metabolism, 1997. **46**(5): p. 544-7.

230. Davies, P.M., et al., *Plasma uridine as well as uric acid is elevated following fructose loading.* Adv Exp Med Biol, 1998. **431**: p. 31-5.

231. Yamamoto, T., et al., *Effect of glucose on the plasma concentration and urinary excretion of uridine and purine bases.* Metabolism, 1999. **48**(3): p. 338-41.

232. Yamamoto, T., et al., *Effect of amino acids on the plasma concentration and urinary excretion of uric acid and uridine.* Metabolism, 1999. **48**(8): p. 1023-7.

233. Yamamoto, T., et al., *Effect of muscular exercise on the concentration of uridine and purine bases in plasma--adenosine triphosphate consumption-induced pyrimidine degradation.* Metabolism, 1997. **46**(11): p. 1339-42.

234. Seifert, J., *Circadian variations in pyrimidine nucleotide synthesis in rat liver.* Arch Biochem Biophys, 1980. **201**(1): p. 194-8.

235. Naguib, F.N., et al., *Effects of N,N-dimethylformamide and sodium butyrate on enzymes of pyrimidine metabolism in cultured human tumor cells.* Leuk Res, 1987. **11**(10): p. 855-61.

236. el Kouni, M.H., et al., *Circadian rhythm of hepatic uridine phosphorylase activity and plasma concentration of uridine in mice.* Biochem Pharmacol, 1990. **40**(11): p. 2479-85.

237. Ostapowicz, G., et al., *Role of alcohol in the progression of liver disease caused by hepatitis C virus infection.* Hepatology, 1998. **27**(6): p. 1730-5.

238. Kim, W.H., et al., *Additive activation of hepatic NF-kappa B by ethanol and hepatitis B protein X (HBX) or HCV core protein: involvement of TNFalpha receptor 1-independent and -dependent mechanisms.* FASEB J, 2001. **15**: p. 2551–2553

239. Gao, B., *Interaction of alcohol and hepatitis viral proteins: implication in synergistic effect of alcohol drinking and viral hepatitis on liver injury.* Alcohol, 2002. **27**(1): p. 69-72.

240. Haugaard, N., et al., *Stimulation of the phosphorylation of uridine in skeletal muscle by insulin and vanadate.* Mol Cell Biochem, 1990. **93**(1): p. 13-9.

241. Negro, F., *Mechanisms and significance of liver steatosis in hepatitis C virus infection.* World J Gastroenterol, 2006. **12**(42): p. 6756-65.

242. Rubbia-Brandt, L., et al., *Hepatocyte steatosis is a cytopathic effect of hepatitis C virus genotype 3.* J Hepatol, 2000. **33**(1): p. 106-15.

243. Gordon, A., et al., *Hepatic steatosis in chronic hepatitis B and C: predictors, distribution and effect on fibrosis.* J Hepatol, 2005. **43**(1): p. 38-44.

244. Castellani, A., M. Colafelice, and M. Fichera, *[Hepatoprotective effect of a combination of UDPG, vitamin B 12 and liver extract in psychiatric patients with liver diseases].* Clin Ter, 1978. **86**(6): p. 567-76.

245. Coltorti, M., *[Influence of UDPG, glutathione and vitamin B 12 therapy on various liver function indices in patients with liver cirrhosis].* Clin Ter, 1975. **72**(4): p. 323-35.

246. Okolicsanyi, L., et al., *[Pharmaco-metabolic activity in chronic hepatopathies: influence of treatment with UDPG].* Clin Ter, 1980. **93**(4): p. 431-8.

247. Ahmed, A. and E.B. Keeffe, *Chronic hepatitis C with normal aminotransferase levels.* Gastroenterology, 2004. **126**(5): p. 1409-15.

248. Mofrad, P., et al., *Clinical and histologic spectrum of nonalcoholic fatty liver disease associated with normal ALT values.* Hepatology, 2003. **37**(6): p. 1286-92.

8 Danksagung

Sehr herzlich möchte ich mich bei Herrn Prof. Dr. Langmann für die Überlassung des Themas, die Korrektur der Arbeit und die sehr gute Zusammenarbeit bedanken. Herrn Prof. Dr. Rethwilm danke ich sehr herzlich für die Übernahme des Koreferats. Bei Herrn Dr. Zilly möchte ich mich für die Hilfe insbesondere beim Beginn der Arbeit bedanken, bei den MitarbeiterInnen der Station Schottmüller und der infektiologischen Ambulanz für die stete Hilfe bei der Datensammlung. Den Mitarbeiterinnen des infektiologisch/hepatologischen Labors danke ich für die Arbeit im Labor und für die detaillierte Erklärung der Methodik.

Ausdrücklich und sehr herzlich möchte ich mich bei Frau Dr. Haubitz bedanken, die mir insbesondere bei statistischen Fragen immer eine große Hilfe war, sowie weiterhin bei Frau Prof. Dr. Löffler für wertvolle Tipps bei der Korrektur der Arbeit.

Ein besonderer Dank für ihre vielfältige Unterstützung gilt meinen Eltern.

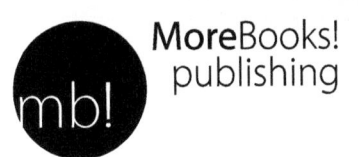

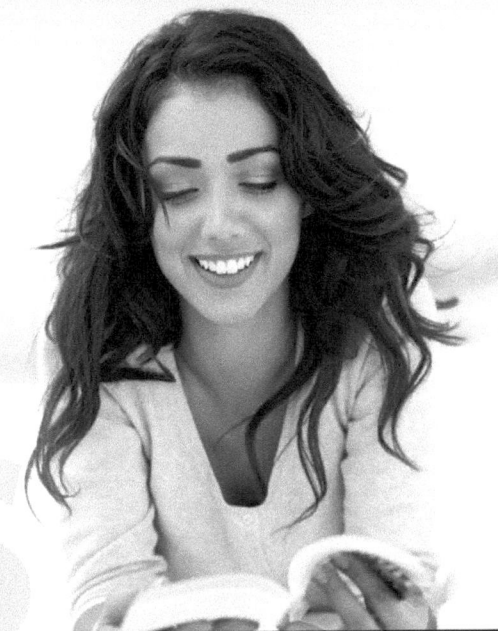

i want morebooks!

Buy your books fast and straightforward online - at one of world's fastest growing online book stores! Environmentally sound due to Print-on-Demand technologies.

Buy your books online at
www.get-morebooks.com

Kaufen Sie Ihre Bücher schnell und unkompliziert online – auf einer der am schnellsten wachsenden Buchhandelsplattformen weltweit! Dank Print-On-Demand umwelt- und ressourcenschonend produziert.

Bücher schneller online kaufen
www.morebooks.de

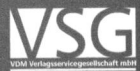 VDM Verlagsservicegesellschaft mbH
Heinrich-Böcking-Str. 6-8　　Telefon: +49 681 3720 174　　info@vdm-vsg.de
D - 66121 Saarbrücken　　　Telefax: +49 681 3720 1749　　www.vdm-vsg.de

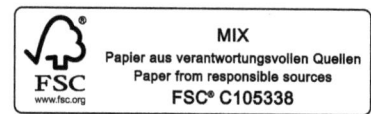

Printed by Books on Demand GmbH, Norderstedt / Germany